KIRSTEN WENDT

Nie mehr zu dick

Vom Äußeren und Inneren beim Kampf mit den Kilos

1. Auflage 2015

Impressum

Kirsten Wendt
Bärenmarsch 21
31623 Drakenburg

www.kirstenwendt.de
Kontakt: wendt.kirsten@t-online.de

ISBN-13: 978-1512211122
ISBN-10: 1512211125

Lektorat: Efi Papst

Satz: Christian Balcaen | www.mybookMakeUp.com
Cover Design by Andrea Gunschera | www.magi-digitalis.de

Druck: Create Space

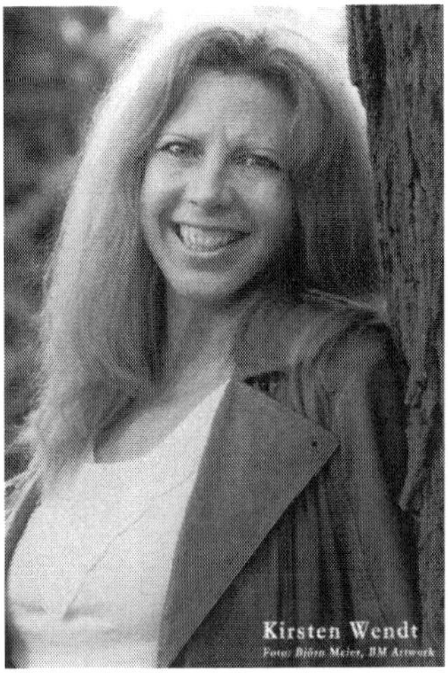

Als Autorin für Online- und Printmedien erfüllte sich Kirsten Wendt vor einigen Jahren ihren großen Traum vom Schreiben. Sie quittierte ihren Vertriebsjob und sitzt nun in "kicosbloghaus", um zu arbeiten oder ungestört aus dem Fenster zu schauen.

Meistens geht es heiter-sarkastisch in Kirsten Wendts Romanen und Geschichten zu. Unter dem Pseudonym Kirstie Papers verfasst sie Liebesromane und Chick Lit.

Die Autorin freut sich über jede Rückmeldung und schätzt den Austausch mit ihren Lesern sehr.

Liebe Leserinnen, liebe Leser,

hurra, darauf hat die Welt gewartet – ein weiteres Diätbuch, das verrät, wie es ganz sicher mit dem Abnehmen klappt, und darüber hinaus Gesundheit, Spaß und Wohlgefühl verspricht. Dauergrinsend und mit knackigen Motivationssprüchen wird veranschaulicht, dass aus jedem sesselpupsenden Dickmops ein Kräuterfanatiker mit buntem Headband wird. Okay, ich gebe es zu: Das Wort Headband musste ich erst googeln, denn ich ahnte bereits, dass heute kein Mensch mehr Schweißstirnband sagt. Weder bin ich über Nacht zum Fitnessfreak mutiert, noch singe ich frohlockend beim Bärlauchhacken. Ich weiß noch nicht einmal, ob man Bärlauch hackt oder schneidet.

Ich gebe mein Bestes, damit meine Geschichte authentisch wird. Versprechen kann ich allerdings nichts, denn genau wie alle anderen, die einen Weg gefunden haben, die lästigen Pfunde dauerhaft in die Flucht zu schlagen, neige ich mitunter zu missionarischem Eifer. Manchmal glaube ich mir sogar wochenlang selbst, dass ich es endlich geschafft habe: nie mehr dick zu sein. Ein großes Versprechen, vor allem an mich selbst. Aber auch an Sie, denn dass ich nun bereits das zweite Buch über meine empfindlichste Baustelle schreibe, gleicht einer Wahnsinnstat. Mehr kann man sich selbst gar nicht unter Druck setzen und zum möglichen öffentlichen Gespött machen. Je häufiger und plakativer ich behaupte, den Schlüssel zur dauerhaften Gewichtsreduktion gefunden zu haben, desto angreifbarer mache ich mich damit. Nein, zuzunehmen ist wahrlich keine Option mehr für mich; ich bin dazu verdonnert, den Rest meines Lebens irgendwie in Form zu bleiben.

Dabei gibt es ständig Phasen, in denen ich mich wie am ersten Tag meiner Ernährungsumstellung fühle: heißhungrig, ratlos und fremd im eigenen Körper. Doch ich habe lebenslänglich, weil ich nie wieder zurückwill zu ärztlich diagnostizierter Adipositas, zu Schmerzen und zu Krankheit. Ich war dick und krank, jetzt bin ich schlank und gesund; es müsste doch eigentlich ein Klacks sein, einfach immer so weiterzumachen wie in den vergangenen anderthalb Jahren. Ist es aber nicht. Es ist hart, mal mehr, oft weniger. Es ist genauso hart, wie es fast schon mein ganzes Leben ist, das immer auch mitbestimmt wird vom Umfang meines Hinterns und der Zahl auf der Waage.

Nach der Veröffentlichung von *Ich kann auch schlank: Mein Dukan-Diät-Tagebuch* rechnete ich mit dem Schlimmsten. Bestimmt würde man mich in der Luft zerreißen, weil ich offen zugab, dass ich mich als halbwegs intelligente und erwachsene Frau ständig mit dem Thema „Gewicht“ beschäftige und dennoch behauptete, relativ normal zu sein. Das ist doch auch wirklich nicht ganz normal – dachte ich. Bis mich eine Flut von Briefen, E-Mails und persönlichen Nachrichten erreichte, die bis heute nicht abreißt. Ich kann gar nicht zählen, wie oft ich immer diesen einen Satz höre: „Du sprichst mir aus der Seele.“ Unendlich viele Frauen fühlen sich von meinen Tagebuchaufzeichnungen berührt und erkennen sich wieder; sie wissen genau, wie man sich abrackert und sich dabei geniert. Diese Verbundenheit zur Leserschaft ist einfach ein großartiges Gefühl. Dann ist da noch der Motivationsfaktor, der viele von Ihnen mitgerissen hat, und die es dann selbst mit dem von mir beschrittenen Weg versucht haben. Viele von Ihnen sind damit erfolgreich.

Jeder möchte wissen, wie es mir weiterhin ergangen ist und ob ich nicht bitte endlich Vorher-nachher-Fotos von mir rausrücken kann. O Gott, das ist mein persönlicher Albtraum. Aufnahmen von mir, besonders von mir als übergewichtiger Person, kann ich nicht betrachten, ohne augenblicklich in Schnappatmung zu verfallen. In einem Anfall geistiger Umnachtung versprach ich, dass ich diese Bilder dem nächsten Buch beifügen werde, wenn es denn ein nächstes Buch gibt. Nun, hier ist es, und ich mich mache mich noch nackiger als zuvor. Ich habe für das Heraussuchen einiger Fotos mehr Zeit benötigt als für die Überarbeitung des gesamten Buches. Nur damit Sie mal sehen, wie schwer mir das fällt.

Auch wenn es äußerlich den Anschein hat, bin ich innerlich noch lange nicht angekommen. Manche Leute bewundern mich und behandeln mich wie einen strahlenden Sieger, doch dazu besteht wirklich kein Grund. Ich bin noch genauso schwach und verletzlich wie mit 48 Kilo mehr auf der Waage. In mir hat sich zugleich alles und rein gar nichts verändert. Von dieser Zerrissenheit werde ich in diesem neuen Buch erzählen.

Vielen Dank an alle, die mir immer wieder Mut machen, denn das bedeutet mir sehr viel. Ohne Ihre Motivation hätte ich vieles nicht geschafft, schon gar nicht dieses Buch. Bis zur Veröffentlichung haderte ich mit der Frage, ob ich meinen Lesern und mir das wirklich antun soll. Ich bitte um Nachsicht für meine schwachen Momente und schiebe diese vorsorglich auf mörderischen Hunger oder Unterzuckerung.

Und jetzt lesen Sie bitte, was sich im Kopf einer angeblich völlig normalen Frau so abspielt.

Ihre Kirsten Wendt

1

Ich hätte gerne eine eigene Boutique. Ja, wirklich, so einen gemütlichen kleinen Klamottenladen, der niemandem wehtut. Tag für Tag würde ich um halb neun die gläserne Eingangstür öffnen und in den Holzregalen naturfarbene Kaschmirpullis und hellblaue Unterziehshirts zurechtrücken. Die schönsten Cardigans, Blazer und Blusen hingen selbstverständlich auf Bügeln, und ich drapierte sie sorgsam in Kundenblickrichtung. Die beiden Umkleidekabinen verfügten über ausreichend Spiegel, Kleiderhaken und Ablagefläche, und wenn ich besonders gute Laune hätte, gäbe es ein Gläschen Sekt und eine teure Praline auf Kosten des Hauses. Meine Kundinnen kämen gerne zu mir ins Geschäft, weil nicht nur die Atmosphäre heimelig und locker wäre, sondern auch das Angebot alles hergäbe, was das Frauenherz begehrt. Edle Schickimickifummel dürften nicht fehlen, doch es befänden sich auch bezahlbare Shirts für weniger gut betuchte Damen im Sortiment. Und ich selbst wäre natürlich meine beste Kundin.

Ehrlich gesagt denke ich nur noch an Klamotten, seit ich das für mich Unvorstellbare endlich geschafft habe: Im Jahr 2014 habe ich 48 Kilo abgespeckt, von 113 auf 65 Kilo. Das klingt geschrieben genauso verrückt wie gesprochen, und ich kann es selbst immer noch nicht fassen. Vielleicht benehme ich mich deshalb mit Mitte 40 schlimmer als ein Teenager, wenn in den Zeitungsbeilagen die neue Winterkollektion präsentiert wird. Ich möchte nur noch kaufen, kaufen, kaufen. Jeans, Shirts, Blusen, Cardigans, Jacken, Röcke, Kleider, Strumpfhosen, Unterwäsche … Ganz egal, Hauptsache meins, Hauptsache neu, Hauptsache in einer handelsüblichen Konfektionsgröße. Endlich muss ich nicht mehr in der Übergrößenabteilung nach den wenigen brauchbaren Teilen ohne hässliche Pailletten oder alberne Teddy-Applikationen suchen. Zumal es in den meisten Bekleidungsgeschäften noch nicht mal eine Übergrößenabteilung gibt. Darum habe ich als Übergewichtige fast alle Klamotten im Internet bestellt. Das war praktischer, und ich musste mich nur im stillen Kämmerlein schämen, wenn ich zu Größe 52 griff. Vermutlich war es sogar eine 54 – die gängigen Übergrößenhersteller sind nämlich nett zu ihren Kundinnen: Alles fällt ein wenig üppiger aus. Das gilt sowohl für die Konfektionsgröße als auch für den Preis.

Richtig schön sah an mir ohnehin nichts mehr aus. Von vorne betrachtet ging es vielleicht gerade noch, was aber auch an meinem schmalen Ganzkörperspiegel liegen kann. Von der Seite war es eine Katastrophe, und von hinten sah ich mich zum Glück nie. Nein, als Dicke machte mir das Shoppen keinen Spaß. Da halfen auch so liebevolle Formulierungen wie *Rubensfrau* oder *Dame mit mehr Format* bei der *Plus-Size-Mode* nichts. Ich fühlte mich nicht wohl in Jeans, die auch meiner Oma gestanden hätten, oder in Oberteilen, die mir fast bis zur Kniekehle reichten. Dabei bin ich mit meinen 1,70 zumindest in der Länge schon immer Durchschnitt gewesen. Ein durchschnittliches Äußeres, das beschreibt meine Optik vermutlich sehr treffend. Und doch fühlte ich mich statt durchschnittlich schon immer viel zu dick.

Unbewusst sah ich mich von jeher als kugelrunde Person. Die ich dann irgendwann tatsächlich wurde. Wenn ich Fotos von früher sehe, kann ich mich nur wundern, denn bis zur ersten Schwangerschaft vor zwanzig Jahren war ich meistens schlank. Hin und wieder zeigten sich höchstens fünf Kilo zu viel, vorzugsweise an Bauch, Beinen und Hintern, aber ich war nie wirklich pummelig. Wie kann es sein, dass ich mich trotzdem stets unwohl fühlte? Ständig maß ich mich an schlankeren Mädchen und bildete mir ein, fett und hässlich zu sein. Bestimmte Szenarien haben sich fest in mein Hirn gebrannt und hinterließen fiese Spuren auf meiner Seele. Von anderen Frauen höre ich Ähnliches: Hier und da ein unbedachter Spruch – sei es von der Jugendliebe, der Freundin, der Mutter oder auch nur einer völlig unwichtigen Person – das Resultat bleibt immer dasselbe: Wir Frauen fühlen uns minderwertig und nicht liebens- oder begehrenswert.

Seit ich *Ich kann auch schlank* veröffentlicht habe, bekomme ich mindestens fünf bis sechs Zuschriften pro Woche, in denen mir Frauen berichten, dass sie beim Lesen des Buchs glaubten, ihre eigene Geschichte zu lesen. Das ist ein unbeschreibliches Gefühl für mich, denn offensichtlich motiviere ich nicht nur zum Nachmachen, sondern ich fühle mich auch nicht mehr so allein. Es ist toll und löst jede Menge Glücksgefühle aus, wenn jemand gerne liest, was ich schreibe. Doch das eine ist die Schreibe, das andere ist die Denke. Ich habe in meinem Buch die geheimsten Hüllen fallen lassen, was mir unglaublich schwerfiel und auch nicht leichter wird, je häufiger die Leute mich darauf ansprechen. Bis heute schäme ich mich für den Satz „Ich habe 48 Kilo abgenommen“. Statt stolz darauf zu sein, sehe ich die unausgesprochene Frage wie eine Gedankenblase über den Köpfen der Gesprächspartner. *O Gott, wie unsagbar fett muss sie wohl gewesen sein,* lautet der Gedanke. Es ist mir so peinlich, und selbst wenn mein Buch auf der Spiegel-Bestsellerliste landen würde, möchte ich immer noch wegen der Kernaussage im Erdboden versinken: Ich war so dick.

Nein, ich will eigentlich keine Fortsetzung im klassischen Sinne schreiben. Es ist mir unangenehm, mich vor aller Welt zu präsentieren und damit anzugeben, dass ich das schier Unglaubliche geschafft habe: Abgenommen, Migräne losgeworden, Gesundheit und Lebensfreude zurückgewonnen – und das alles ohne Operation, sogar mit guter Rückbildung der Haut; nicht einmal einen Fitnesstrainer hatte ich an meiner Seite. Juchhu, ich bin ein Sieger? Mitnichten. Ich bin keine strahlende Gewinnerin, weil ich es durch reine Willenskraft geschafft habe, mir mein Leben zurückzuholen. Ich bin eine ganz normale Frau, die zufällig dick wurde und noch zufälliger auf eine funktionierende Diät stieß.

Fast zwei Jahrzehnte lang plagte ich mich mit Übergewicht herum. Zuerst waren es nur die Schwangerschaftspfunde, die ich mal mehr, mal weniger erfolgreich mit diversen Diäten loswurde. Meistens aß ich einfach wochenlang so gut wie gar nichts, statt eine Diät im klassischen Sinne zu machen. Auch wenn ich wusste, dass man das nicht tun sollte, aber diese Methode fiel mir am leichtesten. Trotzdem machte ich im Laufe der Jahre nahezu jeden existierenden Diättrend mit. Fast immer nahm ich dabei ab, nicht ein einziges Mal hat es mir Spaß gemacht. Zunehmen kann ich auch sehr gut, darin bin ich ein Naturtalent. Der Jo-Jo-Effekt wurde zum regelmäßigen Begleiter, später Frustfressen, Krankheiten … Was mich schließlich so dick hat werden lassen, dass ich meinen eigenen Anblick im Spiegel kaum noch ertragen konnte, weiß ich selbst nicht so genau. Ich weiß nur eines, nämlich, dass ich – egal ob dick oder dünn – immer derselbe Mensch bin.

Die Recherche für dieses Buch macht mitunter mehr Spaß als das Schreiben selbst, denn dann kann ich mein Problem auf eine Gruppe von Menschen erweitern und mir gleichzeitig verdeutlichen, dass ich nicht allein dastehe. Übergewicht ist keine Bagatelle, sondern kann das gesamte Leben negativ beeinflussen. Ich führe unzählige Gespräche mit Gleichgesinnten, aber auch mit Personen, die entweder keine Gewichtsprobleme kennen oder mit ihrem Übergewicht besser klarkommen als ich. Die letzte Gruppe ist die kleinste – ich kenne leider kaum jemanden, der sich dick wohlfühlt. Das ist schade, denn welcher gebildete und warmherzige Mensch hat ernsthaft etwas gegen lustvoll Essende einzuwenden? Ich sehe viel lieber in die strahlenden Augen eines Genießers als in die eines auf einem Salatblatt herumkauenden Miesepeters. Wogende Brüste afrikanischer Mütter stimmen mich froh, während ich über künstliche Geschöpfe aus Hollywood meistens nur den Kopf schütteln kann. Und doch möchte ich lieber wie Gwyneth Paltrow aussehen als wie Whoopi Goldberg.

Aus Studien erfahre ich, dass die Stigmatisierung übergewichtiger Menschen für diese das größte Problem darstellt. Sie übernehmen die schlechte Meinung von außen, weil nach gängiger Ansicht die Körperfülle hausgemacht ist: Wer zu viel isst und sich nicht genügend bewegt, müsse dies eben einfach ändern. Doch so einfach ist es nicht; kaum etwas ist schwerer zu ändern als das Essverhalten, zumal die ständigen Verlockungen immens sind. Schlussendlich übernehmen wir die öffentliche Meinung, stigmatisieren uns selbst und sitzen so richtig im Schlamassel fest. Wer sich nämlich selbst als viel zu dick wahrnimmt, ist anfällig für Depressionen und Ängste. Dem Teufelskreis zu entkommen gelinge uns nach Aussage der Wissenschaftler oft nur mit ärztlicher und psychotherapeutischer Hilfe, doch auch in den medizinischen Praxen begegnen adipösen Patienten Vorurteile und eine negative Grundstimmung.

Um uns das nicht noch zusätzlich anzutun, schwänzen wir Vorsorge- und Routineuntersuchungen; allerdings sitzen wir aufgrund unserer gesundheitlichen und daraus resultierenden psychischen Probleme trotzdem häufig beim Arzt herum und erhoffen uns Hilfe. Ein echtes Dilemma, in dem ich mich über weite Strecken wiederfinde.

Gut möglich, dass ich es mir einbilde, aber ich hatte im Laufe der dicken Jahre immer mal wieder das Gefühl, von medizinischem Personal nicht für ganz voll genommen zu werden. Diese komischen Blicke, wenn man sich auf die Liege zur Kernspintomographie legt. Der seltsame Tonfall bei der Nennung des Körpergewichts, sobald ein zweiter, leicht ungläubiger Blick auf die Waage Gewissheit verschafft: Tatsächlich, die ist ja wirklich so schwer! Oder die unfreundlich vorgetragene Aufforderung, sich direkt nach einer großen Operation gefälligst aus dem Bett zu begeben. „Ihre Bettnachbarin stellt sich nicht so an." Fehlt nur noch der unausgesprochene Zusatz „Sie fette Kuh".

Genau wie bei meinem ersten Buch befürchte ich, mich ständig zu wiederholen. Dieses Mal kommt noch das Problem hinzu, dass ich keine Abwärtsentwicklung dokumentiere und auf die Tagebuch-Form verzichte. Einige Leser wünschen es sich anders. Ich weiß das und bitte um Verständnis für meine Entscheidung. Aber diesen letzten Rest Privatsphäre möchte ich behalten, sonst wagt bald niemand mehr, mit mir zu sprechen. Meine Freunde und Bekannten müssten außerdem befürchten, mit jedem ihrer Sätze in meinen Büchern zu landen, und ich würde überhaupt nichts mehr Kritisches zu Ohren bekommen. Das will ich verhindern, schließlich bin ich ein ganz normaler Mensch mit Aufs und Abs. Ich gehe bestimmt auch mal Leuten auf die

Nerven, aber ich möchte es in diesen Fällen mitbekommen.

Wenn es mir schwerfällt, mich selbst zu motivieren und nicht parallel an meinem neuen Roman zu schreiben, schmeiße ich bei Facebook eine Frage in die Runde. Zum Beispiel *Benutzt ihr eigentlich manchmal das Wort Schlüpper?* Oder ich poste einen Link zu einer Dokumentation über meinen Lieblingsschriftsteller John Irving und stelle bei der Gelegenheit fest, dass die Entfernung zwischen seinem und meinem Talent ungefähr eine Galaxie beträgt. Dann erhalte ich wundervolle Kommentare und Zuschriften und weiß wieder, für wen ich dieses Buch schreibe und wofür ich mich angreifbar mache, denn natürlich ist es eine seltsame Vorstellung, dass in wenigen Monaten meine Nachbarn und die Lehrer meiner Kinder schwarz auf weiß lesen können, wie mein gestörtes Verhältnis zu Schokolade und Bermudashorts aussieht. Das ist der Preis, den ich bezahle, und ich finde ihn mal mehr, mal weniger hoch. Einerseits spiele ich mit meiner Offenheit und lade zu Kommentaren ein, andererseits muss ich manchmal schlucken, wenn ich mich für jeden Bissen rechtfertigen muss. Muss ich ja auch gar nicht; es ist meist ehrliches Interesse, das mir entgegenschlägt, und darüber freue ich mich. Nur manchmal möchte ich unsichtbar sein, den eigenen Kampf, der schon schwer genug ist, allein ausfechten und nicht die ganze Welt daran teilhaben lassen, wenn ich mir alle drei Monate ein Stück Pizzabrot genehmige. Einigen Freunden tue ich deshalb regelrecht leid, und sie versuchen, mich vor übergriffigen Kommentaren zu beschützen. Bei einem Messeauftritt beispielsweise kam eine Frau direkt auf mich zugestürmt und fragte ohne einleitende Worte, wie doll denn nun wohl mein Busen hängt. Ich bin normalerweise nicht auf den Mund gefallen, aber in solchen Momenten verschlägt es selbst mir die Sprache.

Wenn ich auf Facebook ein Dessert poste, kann es vorkommen, dass jemand wissen will, ob das noch unter Low Carb fällt. Das verletzt mich allerdings nicht, ich finde die Frage berechtigt; schließlich schreibe ich dauernd über das Thema. Niemand zwingt mich zu der Plackerei, und erst recht zwingt mich niemand, darüber zu schreiben. Dennoch handelt es sich um einen Lebensbereich, über den ich eigentlich nicht gerne spreche. Zwar sagt es sich leicht zur Freundin, dass man den eigenen Hintern zu fett findet und sowieso unmöglich aussieht, aber in bestimmten Situationen würde ich das niemals jemandem auf die Nase binden. Jetzt allerdings muss ich es jedem auf die Nase binden, denn ich bin *die mit dem Schlank-Buch*. Und neuerdings *die mit dem Dick-Buch*. Ach du Schande, was habe ich mir da nur wieder eingebrockt? Ich rede es mir schön, denn neben Reichtum und Berühmtheit könnte ich damit noch einen weiteren positiven Nebeneffekt erreichen, nämlich den, dass ich nie wieder zunehme. Wie peinlich wäre das denn, wenn ich doch zuvor in zwei Büchern mit meiner Schlankheit hausieren gegangen bin?

2

Seit dem 28. Januar 2014 esse ich kein Brot mehr. Seit anderthalb Jahren kein Brot, keine Kartoffeln und keine Nudeln, kein Sahneeis und kein Camembert. Keine Tüte Chips vorm Fernseher, kein Brötchen mit Erdbeermarmelade zum Frühstück, kein Käsekuchen im Amerika-Urlaub und kein Baileys auf der Geburtstagsfeier. Es klingt unglaublich, aber nach monatelangen Entzugserscheinungen sind die Gelüste auf sämtliche zuvor genannten Speisen weg. Warum also kann nicht bitte auch die Lust auf Schokolade verschwunden sein? Es ist zum Heulen. Seit einem Jahr vermisse ich täglich Schokolade, wirklich jeden verdammten Tag geht das so. Ich hatte mir zwischendurch eingeredet, es sei besser geworden und ich hätte die Sucht in den Griff bekommen. Habe ich aber nicht, das war eine dreiste Lüge zwecks Selbstsuggestion, frei nach dem Motto: Wenn ich es nur immer wieder behaupte, glaube ich es mir irgendwann selbst.

Ich bin eine trockene Schokoholikerin, so sieht es aus. Wobei, so ganz trocken bin ich nicht. Wie ein Raucher, der von einer Schachtel auf einen Glimmstängel pro Tag reduziert, gehe auch ich vor. Mit allen möglichen Methoden habe ich es jetzt schon versucht: gar keine Schokolade. Zartbitterschokolade. Low-Carb-Schokolade. Weiße Schokolade. Dunkelbraune Schokolade. Diabetikerschokolade. Ersatzsüßigkeiten in Form von Weingummi, Keksen oder Obst. Es ist zwecklos. Ich bin jetzt bei der Methode *homöopathische Dosis Schokolade* angelangt. Das ist wirklich bedauerlich, und wenn jemand eine Heilungsidee hat, bin ich gerne zu allen Schandtaten bereit. Die Lust auf Schokolade ist das letzte Relikt aus meiner Zeit vor dem maßlosen Essen.

Dabei habe ich gar nicht besonders viel gegessen, aber ich habe wohl immer besonders falsch gegessen.

„Ist das denn gesund?", fragen mich einige Leute skeptisch, wenn sie erfahren, mit welcher Methode ich abgenommen habe. „Keine Ahnung", antworte ich dann, „zumindest *ich* bin gesünder als vorher." Jeder, der mich näher kennt, sieht auf den ersten Blick, dass ich nicht lüge. Meine Migräne kommt mich nur noch einmal im Quartal statt wie zuvor nahezu täglich besuchen. Mein Bluthochdruck ist weg. Meine Knie sind fitter. Mein Geschwitze, das ich gerne auf Frauenprobleme schob, gehört der Vergangenheit an. Seit einiger Zeit geschieht außerdem etwas, was mein ganz persönliches Wunder bedeutet: Ich bin laufsüchtig. Was als anstrengendes Pflichtprogramm im Rahmen der Diät begann, hat sich zu einer erfreulichen Leidenschaft entwickelt. Wenn ich nicht täglich in Begleitung meines Hundes mehrere Kilometer strammen Schrittes marschieren kann, fehlt mir was. Das hatte ich zuvor noch nie, doch jetzt möchte ich meistens gar nicht aufhören und am liebsten immer noch eine Runde drehen.

Ich bin jetzt also eine Asketin. Ernähre mich von sehr viel Eiweiß, Gemüse und Haferkleieprodukten. Da ich nun genug abgenommen habe, darf ich zusätzlich endlich wieder Obst und in Maßen andere Leckereien zu mir nehmen. Komischerweise tu ich es aber nicht. Was mir gefühlte Ewigkeiten als ein unverzichtbares Highlight erschien – nämlich ein ordentlich belegtes Käsebrot –, habe ich bis heute nicht verzehrt. Ehrfürchtig überlegte ich wochenlang, ob ich den ersten Bissen in die knusprige Backware tätige oder lieber doch noch etwas warte. „Ach, heute noch nicht, ich habe sowieso gerade Verdauungsprobleme", sagte ich vor drei Wochen. Und eine Woche später fiel mir ein:

„Vielleicht habe ich ja auch eine Gluten-Unverträglichkeit. Da muss ich mich erstmal einlesen." So geht das nicht weiter; ich will kein nerviger Zusatzstoffe-vertrag-ich-nicht-Nerd sein. Außerdem, welcher Mensch hat schon Angst vor einem einzigen Brötchen? Das ist doch idiotisch. Die Erde wird sich weiterdrehen, ich nehme nicht sofort zwei Kilo zu, und einen Migräneanfall werde ich auch nicht bekommen. Der große Tag war gekommen, ich wollte es endlich wagen: mein erstes Brötchen nach zehn Monaten. Ich freute mich kein bisschen drauf. „Soll ich dir lieber einen Schokoladenweihnachtsmann vom Bäcker mitbringen?", fragte mein Mann. *Ja!* hätte ich gerne ekstatisch gerufen, aber ich konnte mich gerade noch zurückhalten. Nun ja, was soll ich sagen: Das Brötchen hat mir nicht geschmeckt. Was ich schon geahnt hatte, bestätigte sich: Ich habe mich inzwischen so sehr an mein Frühstücksgemisch aus Haferkleie, Quark, Ei, Frischkäse und Putenbrustaufschnitt gewöhnt, dass dies zu meiner Lieblingsspeise geworden ist. Mein Fazit: Man kann sich an alles gewöhnen, nur nicht an ein Leben ohne Milka.

Bleibe ich auch in diesem Buch ehrlich, oder spekuliere ich auf einen Bestseller? Schreibe ich den tausendsten Diätratgeber und verspreche, dass meine Methode garantiert zu Schlankheit und lebenslangem Glück verhilft, oder mache ich es wie in meinem ersten Buch und berichte wahrheitsgemäß, was mir hilft? Zugegeben, diese Fragestellung impliziert bereits, dass ich nur auf die Wahrheit setzen kann … Aber ganz so einfach ist es nicht. Auch wenn autobiografische Geschichten nicht besonders viel Fantasie erfordern und mich weniger an meine Grenzen bringen als erfundene Romane, ist der Blick auf meine Gefühls- und Körperwelt doch sehr intim und kostet mich jede Menge Überwindung. Eine

Fortsetzung meiner Abnehmerlebnisse wollte ich nie zu Papier bringen; ich dachte, ich hätte bereits alles gesagt. Doch das Echo auf das Vorgängerbuch fiel dermaßen überwältigend aus, und die Fragen nach dem Danach ebben nicht ab, sodass ich eine zweite Nabelschau wage. Was habe ich noch zu verlieren, frage ich mich und mache mir selbst Mut. Jeder weiß bereits, was ich wog, wie ich mich bei geringster körperlicher Belastung fühlte und dass ich heimlich auf dem Musical-Klo ein Geflügelwürstchen verdrückte. Auf der anderen Seite steht die Scham; einziger regelmäßiger Kritikpunkt beim Vorgängerbuch lautet: Es fehlen Vorher-nachher-Fotos. Das stimmt, Sie haben alle recht. Und ich mache mir vor Angst fast in die Hose, denn ich gucke mir die Bilder noch nicht einmal selbst an. Wie soll ich sie da der ganzen Welt zeigen?

In *Ich kann auch schlank* habe ich erläutert, wie ich innerhalb von sieben Monaten vierzig Kilo abgespeckt habe. Das alles geschah auf Basis des Ratgebers *Die Dukan-Diät: Das Schlankheitsgeheimnis der Franzosen*. Die Dukan-Methode beinhaltet ein vierstufiges Konzept, mit dessen Hilfe ich die erste und die zweite Stufe erfolgreich absolvierte – nämlich jene der eigentlichen Gewichtsreduzierung. Ab der dritten Stufe geht es um das Halten des Gewichts, das, wie alle Diätgeplagten wissen, eine besondere Herausforderung darstellt. Ich kann nicht zählen, wie oft ich in die Jo-Jo-Falle getappt bin, wie oft ich erst sehr viel abnahm, um anschließend alles doppelt und dreifach wieder zuzunehmen. Noch einmal sollte mir das nicht passieren.

Bei mir kommt hinzu, dass sich meine Gesundheit drastisch verbessert hat. Vor Dukan plagte ich mich an bis zu 25 Tagen im Monat mit Migräne herum. Das klingt geschrieben ziemlich locker, war erlebt jedoch die

Hölle. Egal, was Neurologen und Schmerzexperten davon halten, ich weiß eines ganz genau: Die radikale Ernährungsumstellung hat aus mir nicht nur einen schlanken, sondern vor allem einen gesunden Menschen gemacht. Was genau mir vorher geschadet hat, kann ich bis heute nicht sagen. War es der Weizen in Toast und Brötchen? Waren es Schokolade und Chips oder vielleicht die Spaghetti Bolognese, die ich häufig mit einem Instantpulver zubereitet habe? Habe ich Käse nicht vertragen oder Butter, vertrug ich das Sonnenblumenöl nicht oder die Kartoffeln? Ich habe keine Ahnung. Ich weiß nur eines: Mir geht es so gut wie seit mehr als zwei Jahrzehnten nicht mehr. Darum habe ich mich dazu entschlossen, nie wieder Brot und Reis zu essen, Kartoffeln und Nudeln vom Speiseplan zu verbannen und Schokoladen-Weihnachtsmännern nur noch wehmütig zuzuwinken. Vorbei, aus, Ende, ich will nie wieder von meiner Ernährung dick und krank werden.

Die dritte und vierte Phase der Dukan-Diät, bei der viele bis dahin verbotene Lebensmittel wieder Einzug in den Speiseplan halten, bleibt bei mir also aus beziehungsweise wird abgewandelt. Ich musste mir etwas anderes einfallen lassen. Grundsätzlich bin ich bei Dukans Ernährungsprinzip geblieben: wenig Kohlenhydrate und viel Eiweiß, was ja auch dem Low-Carb-Prinzip entspricht. Allerdings müsste ich dann viel mehr Fett zu mir nehmen, als ich es bis jetzt tue. Irgendetwas zwischen Dukan, Atkins, Logi, Glyx und Freestyle – so ist wohl meine neue Lebensweise zu beschreiben, mit der ich nach Beendigung des ersten Buches noch ein paar Kilo abnahm. Seit vielen Monaten schwankt mein Gewicht zwischen 64 und 67 Kilo. Dass ich wieder zunehme, halte ich für nahezu ausgeschlossen, denn ich kontrolliere mich täglich und habe die Lebensmittel gefunden, die zu mir passen. Noch einen Jo-Jo-Effekt in meinem Leben schließe ich ebenfalls aus. Ich habe das einfach schon zu oft mitgemacht und habe dafür keine Nerven mehr.

Morgens gibt es meinen inzwischen heiß geliebten Haferkleietoast. Was habe ich das Zeug anfangs gehasst; inzwischen kann ich mir ein Leben ohne nicht mehr vorstellen. Haferkleie, Quark und Ei vermischt, dazu Frischkäse und Aufschnitt. Das war es auch schon. Dazu eine Kiwi und Kaffee. Mir fehlt nichts, ich könnte lediglich mehr von allem vertragen und gut und gerne die dreifache Portion verdrücken. Wenn ich eingeladen bin oder Urlaub mache, greife ich zu Rührei und Quark, Joghurt und Früchten. Das Frühstück war zu Beginn meiner Ernährungsumstellung das größte Problem für mich. Solange ich denken kann, habe ich Brötchen, Croissants, Butter und andere Dickmacher geliebt. Diese Dinge dauerhaft zu streichen war die größte Herausforderung, und ich bin sehr glücklich darüber, dass ich diese riesige Hürde bewältigen konnte.

Vormittags greife ich häufig zu Cerealien, die ich online beim LCW-Shop ordere, der schnell und zuverlässig liefert. Ich bestelle mir regelmäßig ein Müsli von Atkins sowie diverse Low-Carb-Schokoriegel, damit mein Dasein nicht nur aus Askese besteht. Außerdem gibt es dort himmlische Low-Carb-Chips, die ich mir hin und wieder gönne, genau wie Proteinpudding, den ich voller Wonne geradezu inhaliere. Längst habe ich mich an Milch mit 0,3 Prozent Fett gewöhnt und trinke sie deshalb auch heute noch. Unterwegs greife ich allerdings zu den Produkten, die auf dem Tisch stehen, und versuche, so wenige Extrawürste wie möglich braten zu lassen.

In Restaurants bestelle ich die Sättigungsbeilagen ab: Fleisch und Fisch mit Gemüse und Salat, aber ohne Reis, Kartoffeln oder Nudeln. Das ist einfach, tut niemandem weh und führt höchstens zu interessierten Nachfragen. Man gewöhnt sich daran, und irgendwann vermisst man die Kohlenhydrate nicht mehr. Anders sieht es bei den Nachspeisen aus, von denen ich mir hin und wieder ein Löffelchen genehmige.

Tagsüber ernähre ich mich zu Hause also von all jenen Sachen, die ich auch schon während der ersten beiden strengen Dukan-Phasen konsumiert habe: Eier, Haferkleie, Fisch, Fleisch, Geflügel, Gemüse, Magermilchprodukte. Anfangs war Obst nicht gestattet, dafür genieße ich es jetzt umso mehr; genauso verhält es sich mit Nüssen. Ich sündige selten, und wenn, dann fast ausschließlich mit Schokolade. Regelmäßig werde ich gefragt, ob die Lebensqualität durch diese eingeschränkte Art der Ernährung nicht leide, doch wer wie ich zuvor mehr als 100 Kilo wog und nahezu ständig Schmerzen hatte, kann dazu nur aus vollem Herzen Nein sagen. Natürlich wäre ich auch gerne schlank und gesund *mit* Sahnetorte und Pommes, aber es scheint bei mir leider nicht zu funktionieren.

Ich stehe unter ständiger ärztlicher Kontrolle. Sämtliche Werte sind besser denn je. Es gibt für mich keinen Grund, jemals wieder mit Low Carb aufzuhören; es kommen lediglich immer mal wieder neue Rezepte und Produkte hinzu, die ich gerne aufpicke und die mein Leben bunter machen.

3

Obwohl die Pfunde wie im Zeitraffer verschwanden und ich immer wieder nur staunend meine *Meine Beine! Wie dünn meine Beine auf einmal sind!* denken konnte, kam meine Seele kaum hinterher. Ich war über ein Jahr lang fast ausschließlich mit dem Abnehmthema beschäftigt – sowohl psychisch als auch physisch. Körperlich sah man mir zwischendurch an, wie anstrengend das ganze Projekt war. Mein Gesicht hat ein bisschen gelitten, hier und da sind ein paar Falten aufgetaucht, aber als Frau muss man sich bekanntlich irgendwann entscheiden, ob man Kuh oder Ziege sein will. Meine Wahl fiel auf die Ziege mit spitzem Gesicht, die gemütlich kauende Kuh auf der Wiese ist Vergangenheit. Mitunter war ich wohl etwas eingefallen und blass, aber das ist bestimmt kein Wunder bei einem Gewichtsverlust von fast 50 Kilo innerhalb eines Jahres. Aus den zwei oder drei erschöpfenden Phasen konnte ich mich schnell wieder aufrappeln und machte weiter mit der Abnehmerei, bis wirklich gar nichts mehr runterging und ich fand, dass es nun wirklich genug sei.

Dass mein Körper so toll mitgespielt hat, finde ich richtig nett von ihm. Vielleicht hat sich irgendwer da oben gedacht, dass die arme Kirsten in den vergangenen Jahren schon genug gesundheitlichen Mist erlebt hat und nun einmal ordentlich belohnt werden sollte. Ich bedanke mich hiermit in aller Form bei wem auch immer: Danke schön, ich weiß es sehr zu schätzen, dass mein Dekolleté noch nicht verschrumpelt ist und selbst das Winkefleisch nicht unappetitlicher anmutet als zuvor. Ich habe verdammtes Glück gehabt, aber auch hart für jedes einzelne Kilo weniger gekämpft. Der Weg nach oben war ganz leicht, runter ist es deutlich schwerer.

Weil das alles so fürchterlich fix ging, kann ich wohl immer noch nicht glauben, dass das wirklich ich bin, die mir in unverhofften Spiegelbildern beim Einkaufen entgegenkommt. Huch! Es ist noch gar nicht lange her, dass ich in derlei Situationen ebenfalls erschrak, allerdings vor ungläubigem Entsetzen. Ach du Schande, wie sah ich nur wieder aus? Bloß schnell weggucken und nicht in Tränen ausbrechen, weil die Person im Spiegel unmöglich ich gewesen sein konnte. Jetzt ist es genau andersherum. Ich kann es nicht fassen, dass ich selbst bei genauem Hinschauen kaum etwas an meiner Figur auszusetzen habe. Sicher, die Haare liegen nicht, und die Beine sind kurz wie immer, aber das Breite ist weg, dieses Monströse und Ausladende. Es ist mir beinahe ein bisschen peinlich, dass ich immer wieder hinschauen muss – freiwillig sogar, das gab es vorher bei mir nicht –, aber ich freue mich so über meinen eigenen Anblick. Nicht dass ich mich toll finde, es ist vielmehr die Erleichterung darüber, völlig normal zu wirken. Einer Frau wie mir würde ich nicht hinterherschauen, weil sie mittelgroß, mittelschlank und mittelgut aussieht. Das ist super.

Vor gar nicht allzu langer Zeit war das ganz anders. Obwohl ich eine große Klappe habe und dazu neige, Gespräche an mich zu reißen, hätte ich mich in vielen Situationen gerne unsichtbar gemacht. Ich fühlte mich nicht zu Hause in meiner Hülle. Sie passte nicht zu mir, und ich gewöhnte mir an, dunkle Klamotten zu tragen, die nicht nur für eine schlankere Wahrnehmung sorgen sollten, sondern auch dafür, mich in einem düsteren Schutzmantel verschwinden zu lassen. Dabei mag ich bunte Sachen, doch was an Tine Wittler gut aussieht, wirkte bei mir billig und primitiv. Während ich über all diese Dinge nachdenke, fällt mir auf, dass ich jetzt deprimierter klinge, als ich tatsächlich war. Mir wird erst rückblickend überdeutlich, wie extrem mich meine Körperfülle eingeschränkt hat und zu Verhaltensänderungen führte, die nur Menschen bemerkten, die mich sehr gut kennen. Ständig ging ich davon aus, dass die Außenwelt mich als fett und aus dem Leim gegangen wahrnimmt, dabei war es vermutlich nur ich selbst, die permanent daran dachte.

Ob sich Menschen, die nie dick waren, vorstellen können, wie nervig aneinanderreibende Oberschenkel beim Gehen sind? Und ob sie auch nur ansatzweise erahnen, wie ich meine Beine heute liebe, da sie endlich nicht mehr scheuern, Hosen zerstören und für gerötete Haut sorgen? Obwohl meine Beine wahrhaftig ihre besten Jahre längst hinter sich haben und voller Dellen und Streifen sind, würde ich sie nicht eintauschen wollen. Sie gehören mit all ihren Macken und Blessuren zu mir. An den Beinen stelle ich täglich von früh bis spät fest, was für einen irren Trip wir im wahrsten Sinne des Wortes gemeinsam durchlaufen haben. Das Laufen spielt ohnehin eine sehr wichtige Rolle.

Irgendwann sah ich ein, dass meine bisherige Anti-Sport-Haltung etwas kindisch ist und ich mal lieber meinen Hintern gewaltig in Bewegung setzen sollte, wenn ich hängenden Hautlappen entgegenwirken will. Das hat ziemlich gut funktioniert, ist aber bestimmt auch mit einer großen Portion Glück vermischt. Also laufe ich wie eine Bekloppte, täglich, kilometerweit, stundenlang – Forrest Gump lässt grüßen. Ich tausche mich mit Gleichgesinnten aus, lese Kochbücher, brutzele Rezepte nach, kämpfe gegen den Heißhunger und suche nach neuen Klamotten. Nicht nur dass ich immer wieder neue Kleidergrößen benötige, nein, sogar meine Füße schrumpften. Mein neues Leben im Shoppingrausch, als wandelnde Altkleidersammlung des Kleiderschranks meiner Tochter; ich bin glücklich.

Das war nicht immer so. Meine sportlichen Highlights zum Beispiel lassen sich an einer Hand abzählen und enden entweder mit Verletzungen oder der verschämten Notlüge, dass ich meinen Badeanzug vergessen habe. Immer wieder habe ich versucht, diese eine Sportart zu finden, die zu mir passen könnte, doch bis auf Schwimmen gibt es anscheinend nichts – aber selbst dort habe ich noch etwas zu meckern: Ich mag all die Menschen in Schwimmbädern nicht und finde enge Umkleiden, rutschige Fliesen und natürlich die Figurkomplexe doof. Abonnements fürs Fitnessstudio waren immer Geldverschwendung. Vereine sind nichts für mich. Ach, ich weiß auch nicht … Doch in den vergangenen Monaten habe ich mich verändert. Ich erlebe Glücksgefühle beim Laufen. Anfangs quälte ich mich kurzatmig mit schnellem Gehen ab, heute laufe ich gerne und gerate nicht mehr schnell aus der Puste. Damit hätte ich wirklich nie im Leben gerechnet, und es beweist, dass man sich auch mit Mitte 40 noch gewaltig verändern kann.

Irgendwo habe ich mal gelesen, dass Erlebnisse, die einen selbst betreffen, nur eintreten können, wenn man sie sich in seiner Fantasie auch ausmalen kann. Das leuchtet mir ein. Es ist mir zum Beispiel absolut schleierhaft, wie normale Menschen einen Salto hinbekommen können. Ich schaue diesen Glückspilzen bei ihren schwungvollen Flic-Flacs zu und kann mich einfach nur wundern, weil ich schon als Kind noch nicht mal ein Rad schlagen konnte. Ich übte und übte, doch heraus kamen immer nur unkoordinierte, maximal zehn

Zentimeter vom Boden entfernte Strampelbewegungen, die als plumper Aufprall endeten. Es ist, als würden meine Füße und Beine am Boden festkleben, so unfähig bin ich in derlei Angelegenheiten. In der Realität ist also angeblich nur möglich, was einem imaginär plausibel erscheint. Ich sollte vielleicht meinen Traum von einer leidenschaftlichen Knutscherei mit Robert Redford nicht aufgeben.

Wie ein nasser Sack baumelte ich im verhassten Sportunterricht von Reckstangen herunter und war eigentlich schon froh, dass ich überhaupt irgendwie dort hinaufgekommen war. Reichte das nicht als Turnübung aus? Zusätzlich Auf- oder Abschwünge zu machen war und ist mir selbst in meinen kühnsten Träumen nicht vorstellbar. Ein einziges Mal in meinem Leben – es muss in der neunten Klasse gewesen sein, und wir hatten Gott sei Dank getrennt von den Jungs Sport – erlebte ich ein Highlight, das mich für einen kurzen Moment der durchtrainierten Barbara in ihrem Jugend-trainiert-für-Olympia-Trikot ein winziges bisschen näher brachte. Wochenlang hatte meine Freundin Sabine mit mir einen Handstand mit Überschlag geübt. Sie verfügte wirklich über eine Engelsgeduld, denn eines Tages fruchteten ihre Bemühungen tatsächlich. Kurz bevor unsere unerbittliche Sportlehrerin Frau Mertins mit ihrem roten Notizbuch zur Benotung heranschritt, war das Wunder vollbracht; Sabine ist meine Zeugin: Ich vollführte einen perfekten Handstand mit Überschlag. Frau Mertins kam näher, ich wollte es ein zweites Mal besonders gut machen und erlebte eine schmerzhafte Bruchlandung. Mit voller Wucht schlug ich auf dem Nacken auf und musste anschließend stundenlang draußen auf der Mauer vorm Gymnasium auf meinen Vater warten, bis ich später die Diagnose *Schiefhals* vom

Hausarzt erhielt und eine fleischfarbene Halskrause verpasst bekam. Klar, dass Frau Mertins solch einen Mist nicht benoten konnte.

Sportlehrer sahen in mir genau das, was ich in den Flic-Flac-Springern sehe. Schnelle Bewegungen und ich passen einfach nicht zusammen. Nicht nur in der Schule, sondern auch in meiner Freizeit spürte ich das deutlich. Während meine gleichaltrige, quirlige Cousine Imke gar nicht rasant genug in ihren blau-gelben Disco-Rollschuhen auf den holprig asphaltierten Landstraßen Nordfrieslands vor mir hersausen konnte, hatte ich vor allem immer nur eines: Schiss. Schiss davor, dass ich mit den Gummistoppern an einem Stein hängen blieb und mich anschließend auf die Klappe packte. Schiss davor, dass jemand das Gatter der Bullen offen stehen ließ und ich nicht schnell genug von der Stelle kam, wenn die wütenden Tiere mich verfolgten. Schiss vor meiner eigenen körperlichen Unzulänglichkeit.

Viel lieber machte ich mit Imke irgendwo Pause, dachte mir Geschichten aus und aß dabei Kekse. Und obwohl ich als Kind gar nicht dick war, fühlte ich mich zu dick. Schließlich war ich einen Kopf größer als Imke und nicht so ein *Wippsteert* wie sie, ein kleiner Hüpfer, wie alle sagten. Das fand ich auch, es war nämlich offensichtlich. „Kirsten ist ein guter Esser", urteilte man. Dem stimmte ich aufrichtig zu, denn ich fand bis auf Pfannkuchen und Buttermilchsuppe mit Klößen alles lecker und freute mich auf jede einzelne Mahlzeit des Tages.

Süßigkeiten hatten wir immer bei uns zu Hause, und zu trinken gab es weiße oder gelbe Brause. Erst mit 17 gewöhnte ich mir an, nur noch Wasser zu trinken. Ich trinke täglich so viel Wasser, dass ich eigentlich eine Prämie der Firma Vittel verdient hätte. Bis dahin trank ich jedoch Kakao, Tee oder Brause – und zwar ausnahmslos. Ob ich deshalb bis heute gegen die Sucht nach Süßem kämpfe? Ich weiß es nicht, aber es würde mich wirklich sehr interessieren. Ich bin heilfroh, dass meine Kinder nicht so verrückt nach Schokolade sind wie ich, aber ich würde trotzdem nicht so weit gehen zu behaupten, dass mein Mann und ich die perfekte Ernährungs-Erziehung hinbekommen haben. Vielleicht etwas bewusster und reflektierter, aber Luft nach oben ist durchaus vorhanden.

Inwieweit mich die Ernährung in meiner Kindheit für immer geprägt hat, kann ich nicht sagen. Ich kannte es halt nicht anders und aß immer sehr gerne. Morgens Tee oder Kakao, dazu Toastbrot, Margarine, Wurst und Käse. Vermutlich bin ich das einzige Mädchen der Neuzeit, das kein Nutella isst. Wie gemein, dass ich dann trotzdem eines der dicken Mädchen wurde. Süße Brotaufstriche aß ich nie, was verwunderlich ist, denn ich gierte eigentlich schon immer nach Schokolade. Als mir einmal meine Katze alle Schoko-Osterhasen weggefuttert hat, habe ich tagelang geheult. Dass meine Freundinnen ihre hübschesten Osterhasen und Weihnachtsmänner aus Schokolade ernsthaft aufbewahrten und monatelang zur Dekoration auf die Fensterbank stellten, konnte ich nicht verstehen und widerstand dem Drang, zur Straftäterin durch Schokoladenraub zu werden.

Eigentlich kommt nur ein Gendefekt infrage, denn ich kann die Schuld noch nicht einmal auf die Erziehung meiner Eltern schieben; schließlich war mein zwei Jahre jüngerer Bruder nie so verrückt nach Schokolade wie ich. Wenn wir unsere Großeltern besuchten, lief mir bereits auf der langen Anreise das Wasser im Mund zusammen. Was uns erwartete, war das Schlaraffenland, denn Oma und Opa hatten eine Kneipe und einen Tante-Emma-Laden. In einer Vitrine auf dem Tresen der Gaststätte standen mindestens zehn Tafeln Schokolade hübsch platziert auf den Glasregalen. Den verschlossenen Glasregalen. Opa Johannes bewahrte den Schlüssel in seiner Hosentasche auf, das Gleiche galt für den großen Schrank hinter seinem Rücken. Noch verlockender war das Angebot in Oma Hedwigs Edeka-Laden. Ich litt Höllenqualen beim Anblick all der Süßigkeiten, denn meine Eltern trichterten uns auf dem gesamten Hinweg diesen einen Befehl ein: „Nicht betteln!" Oft kam noch der völlig überflüssige Zusatz: „Und wenn ihr eine Tafel Schokolade geschenkt bekommt, bedankt ihr euch ordentlich!" Wir bekamen aber sehr selten Schokolade geschenkt. Es war zum Heulen, denn man musste ständig durch den Laden gehen, um ins Wohnzimmer oder ins Bad zu gelangen. Wie oft ich sehnsüchtig auf die aufeinandergestapelten Überraschungsei-Paletten gestarrt habe, kann ich nicht zählen. Meine Großeltern hatten zu wenig Zeit, um daran zu denken, dass wir uns über die leckerste Versuchung überhaupt freuen könnten, doch wenn es ausnahmsweise so weit war, nervte ich meinen Bruder so lange, bis er kapitulierte und mir für mein gelbes Innen-Ei samt Spielzeug seine Schokolade gab.

In den Schulpausen aß ich, was alle Kinder in den 70ern und 80ern futterten: belegte Brote, Snickers, an sehr guten Tagen Capri-Sonne. Mittags bevorzugte ich die Kohlenhydrate und hätte auf das Eiweiß meistens verzichten können. Fleisch, Eierspeisen und Fisch musste ich nicht haben, ich fand Kartoffeln oder Nudeln mit Soße tausendmal leckerer. Und danach bitte Schokoladenpudding mit Schlagsahne. Zum Abendbrot gab es eben Abendbrot. Was sonst? Kein Mensch stellte sich die Frage, ob es vielleicht kontraproduktiv sein könnte, wenn ein Mädchen mit einem kleinem Bäuchlein jeden Tag um 18 Uhr drei Scheiben Brot mit Käse und Mettwurst verdrückt, um sich anschließend vorm Fernseher Chips, Würmer und Schogetten reinzuziehen. Das war völlig normal, und wir lachten unsere Mutter aus, wenn sie uns einmal im Monat einen Apfel klein schnitt. Wozu hätte ich den essen sollen? Apfelsaft schmeckte doch viel besser.

4

Ich sei eine richtige *lütt Christine*, befand meine Familie. Tante Christine stach aus der grauen Masse der Erwachsenenwelt heraus, hatte immer sensationelle Rätsel mit Pfennig-Belohnung auf Lager (*Nenne 20 Zigarettensorten* oder *Wie viele Schafe gibt es in Eiderstedt?*) und war mit jeder Menge Mutterwitz ausgestattet. Man konnte herrlich Quatsch mit ihr machen, und statt der rechten gab sie allen Kindern die linke Hand. Dass man mich gerne wegen ihres geistreichen Verhaltens mit ihr verglich, begriff ich früh und war angemessen stolz darauf. Dennoch blieb vor allem die unausgesprochene figürliche Zukunftsprognose haften, denn Tante Christine war dick. Sehr dick. Es beschäftigte mich bereits als Vierjährige, dass ich meiner Tante angeblich innerlich und äußerlich ähnelte. Ich verkörperte nicht nur ihr Wesen in Miniaturausgabe, sondern auch ihre Hülle; so kam es zumindest bei mir an. Aus Unsicherheit eignete ich mir einen Schutzpanzer aus lustigen Sprüchen und strahlendem Lachen an, damit niemand bemerkte, wie es in mir aussah. Das konnte ich schon immer sehr gut. Je unsicherer ich werde, desto mehr Witze mache ich auf meine eigenen Kosten.

Auf diese Weise kultivierte ich beispielsweise mein kleines Bäuchlein. Ich konnte nämlich immer nur die Sachen derjenigen Kinder auftragen, die auch ein kleines Bäuchlein hatten. Meine Eltern erklärten: „Kirsten ist ein guter Esser und hat ein kleines Bäuchlein.“ Das stimmte. Ich aß immer brav alles auf und kaute genüsslich auf Kartoffeln mit Soße herum. Meine Cousine vergaß manchmal zu essen und war so dünn, dass die Erwachsenen mit zwei Händen um ihre Taille kamen. Wie gerne wäre ich auch so verspielt und unbekümmert gewesen, doch ich hing ständig über irgendwelchen Büchern, dachte über Gott und die Welt nach und freute mich auf die nächste Mahlzeit.

Häufige Umzüge bestimmten meine Kindheit. Wie ein Chamäleon, das seine Farben dem nächstangepeilten Baum anpasst, wechselte auch ich meine Bestimmungsmerkmale, um bloß nicht negativ am neuen Wohnort aufzufallen. Nur die Sache mit der Unsportlichkeit bekam ich nicht in Griff. Als ich fünf Jahre alt war, wohnten wir in Gettorf, nahe einer Rollschuhbahn. Ausgerechnet. Die Nachbarskinder freuten sich auf das schnelle Geflitze unter freiem Himmel. Dem konnte ich nur mit ein paar billigen Tricks ausweichen. Ich hatte angeblich Wichtiges zu tun, schrieb Tagebuch oder musste zu Hause helfen. Ganz so, wie man sich später mit monatlicher Unpässlichkeit vorm Schwimmunterricht drückte. Im Haus gegenüber wohnten die Müllers, deren eine Tochter Annette lange, glatte Haare hatte und dünn war. An ihren Wänden klebten Bravo-Poster von den *Teens*. Annette hätte bestimmt den süßen Leadsänger der Band bezirzt, so hübsch war sie. Die jüngere Tochter Sonja war ein Jahr älter als ich und hatte wie ich ein kleines Bäuchlein. *Ein kleines Bäuchlein* – das war die gängige Bezeichnung für uns beide. Ich könnte wetten, dass sich diese Beschreibung auf das vermeintlich wichtigste äußere Merkmal eines Mädchens genauso in Sonjas Gedächtnis gebrannt hat wie in meines. Weil Sonja auch ein kleines Bäuchlein hatte, musste also ich ihre Sachen auftragen. Wie gerne hätten sowohl Sonja als auch ich in Annettes Norwegerpullover und Cordhosen gepasst, aber da waren Hopfen und Malz verloren.

In dem Reihenhaus, in dem wir wohnten, lebten nebenan *einfache* Leute. Warum sie *einfach* waren, verstand ich nicht, aber auf eine Sache war ich echt neidisch: Die Kinder wurden ständig verschickt. Ich wollte auch so gerne verschickt werden, denn auf Nachfrage erfuhr ich, dass so etwas geschah, wenn man ein schlechter Esser und deshalb zu dünn war. Im Vorschulalter begann ich deshalb zum allerersten Mal, nichts mehr zu essen. Lange hielt ich das allerdings nicht aus, und bemerkt hat es sowieso niemand. Mir schmeckte es leider immer viel zu gut, und ich suchte krampfhaft nach einer Methode, die das ändern könnte.

Meine Grundschulzeit verlebte ich auf der kleinen Nordseeinsel Baltrum. Dort gibt es nicht viele Menschen, schon gar nicht im Winter, wenn sich nur hartgesottene Urlauber aufs Eiland verirren. Die Insulanerkinder waren viel bewegungsfreudiger als ich. Alle Mädchen hatten ein eigenes Pony, nur ich nicht. Man könnte meinen, dass ich diesen Zustand bedauerte, aber ich war sogar froh darüber. Ich wollte überhaupt kein Pony haben und erst recht nicht reiten. Nur einmal in vier Jahren schafften es meine Klassenkameradinnen, mich dazu zu überreden. Ich bekam es irgendwie hin, so zu tun, als würde ich runterfallen; danach ließ man mich endlich mit dem Thema in Ruhe.

Schwimmen konnte ich gut, aber das half nur wenig. Jeder Schwimmunterricht wurde von den blöden Sprüngen kaputtgemacht; die Kopfsprünge vom improvisierten Brett am hohen Ende des Wellenbades waren geradezu traumatisch. Alle schienen sich auf ihre Köpper vom Dreier zu freuen, während ich mir vor Angst fast in den Badeanzug pinkelte und fieberhaft überlegte, wie ich aus der Nummer rauskommen könnte – doch es gab kein Entrinnen, und der nächste Bauchklatscher kam bestimmt.

Immer hatte ich auf der Insel das Gefühl, komplett anders als die anderen zu sein, und kapselte mich ab. Ich wurde zu einer zurückgezogenen Leseratte und hing in jeder freien Minute über Büchern. Wir wohnten in der Dienstwohnung der Kurverwaltung, was bedeutete, dass ich mir jede Nacht heimlich ein Buch aus der dort befindlichen Leihbücherei nehmen konnte. Wenn ich nicht gerade Süßigkeiten naschend in meiner Lemmi-Latzhose vorm Bett hockte und las, ging ich an den Strand. Im Sommer liefen dort immer Strandfotografen herum. Erst machten sie Fotos von einem, anschließend hingen Abzüge davon in den Schaukästen des Inselladens. Die Gäste konnten nicht widerstehen und kauften sich das Urlaubsandenken. Eigentlich sollten mein Bruder und ich bei diesem Quatsch nicht mitmachen, aber einmal konnte ich mich doch nicht zurückhalten. Ich hatte einen neuen, knallroten Badeanzug mit einem Segelschiff drauf und fand mich recht hübsch darin. Einen Bikini hatte ich nicht wegen meines kleinen Bäuchleins, aber ich hätte ohnehin keinen angezogen. Mein Badeanzug war sehr schick, und ich war brauner als alle Gästekinder zusammen. Dass ich eine hässliche Hornbrille auf der Nase trug, störte mich nicht – warum das so war, erschließt sich mir heute nicht wirklich; statt für meine angebliche Wampe hätte ich mich lieber für meine Brille genieren sollen.

Der Strandfotograf wollte, dass ich in meinem Badeanzug und mit der beigefarbenen Strandtasche meiner Mutter über der Schulter den hölzernen Strandaufgang ganz locker hinaufgehe und dabei in die Kamera lächle. Er lobte mich und sagte, dass ich mal eine sehr hübsche junge Dame werden würde, vielleicht sogar ein Model. Das war die freundlichste Lüge, die ein Fremder zu einem achtjährigen Mädchen mit Hornbrille und Meckifrisur sagen konnte. Überhaupt war es das Netteste, was je ein Mensch zuvor über mein Aussehen geäußert hatte. Wäre ich zehn Jahre älter gewesen, hätte ich mich garantiert auf der Stelle in ihn verliebt.

Begierig sog ich seltene Komplimente auf und flüchtete ansonsten in trotziges Verhalten. Ich tat so, als wäre ich lieber ein Junge, dabei stimmte das gar nicht. Ich war einfach nur fürchterlich unsicher, mimte aber die coole Intellektuelle. Dieser ganze Zirkus mit *Jungs gegen Mädchen* und albernem Gekicher war unter meinem Niveau, und Röcke trugen ohnehin nur blöde Mädchen; ich gab vor, so etwas nicht nötig zu haben. Warum nur fühlte ich mich ständig so deplatziert? Wenn ich schon die anderen Kinder nicht verstand, wollte ich zumindest die Welt der Erwachsenen begreifen. Ich quälte mich als Drittklässlerin durch alle Simmels, Konsaliks und Danellas und bekam eine Eins in Deutsch, nachdem ich so tat, als hätte ich die *Buddenbrooks* nicht nur gelesen, sondern sogar verstanden.

Mitte der 1970er-Jahre verstand ich so einiges nicht, obwohl ich für mein Alter sehr belesen war. Wieso waren wir freiwillig an einen Ort gezogen, wo der Terror wütete? In den Nachrichten wurde täglich mit Fahndungsbildern nach den gemeinen Terroristen gesucht. Sogar in dem Haus, in dem wir lebten, klebten die Plakate mit den unheimlichen Schwarz-Weiß-Fotos. Auf Baltrum gingen die Touristen ein und aus! Ja, ich verwechselte das Wort „Touristen“ mit „Terroristen“ und trat in meinen Clogs nervös von einem Fuß auf den anderen, als meine Mutter aus einem Urlaub ohne uns Kinder zu Hause anrief und erfreut berichtete, dass in Berchtesgaden endlich mal Ruhe vor all den Terroristen sei. Toll, schön für dich, dachte ich mir, die sind ja auch alle hier auf der Insel!

Bücher und Süßigkeiten waren offenbar schon als Kind besonders wichtig für mich. Genauso gut wie an meine gedruckten Schätze, die ich immer und immer wieder las, kann ich mich an einen Traum erinnern. Es muss der 5. Dezember 1976 gewesen sein. Ich las bis zum Einschlafen in meinem mit *Sarah Kay* tapezierten Kinderzimmer heimlich unter der *Sarah Kay*-Bettwäsche im gelb eingebundenen Buch *Onkel Toms Hütte*. Mit meinen sechs Jahren glaubte ich nicht mehr an den Nikolaus, der in dieser Nacht sein Geschenk auf meine Fensterbank legen würde. Wir Kinder bekamen 24 Tage lang jede Nacht etwas Schönes von unseren Eltern, die niemals bemerkten, dass ich meistens so lange wach blieb, bis sie sich endlich in mein Zimmer schlichen und Marzipankartoffeln, Eiskonfekt oder Liebesperlen ablegten. Diese verdrückte ich genauso auf der Stelle, wie ich das mit dem kleinen Schokoladentäfelchen aus dem Adventskalender machte, um mich hinterher darüber zu ärgern, dass mein braver Bruder so etwas nicht machte und viel länger etwas zum Drauffreuen hatte.

Hundemüde schlief ich über meiner anstrengenden Lektüre ein, dabei wollte ich unbedingt noch mitbekommen, ob es zum Nikolaustag vielleicht so leckere Sachen wie Duplo oder Bounty gab. Stattdessen träumte ich mir im Schlaf einfach das tollste Geschenk der Welt zusammen: eine Hanuta-Backmaschine zum Selberherstellen der köstlichen Haselnussschnitten. Leider fand ich am nächsten Morgen Hüttenschuhe im Fenster. Die Enttäuschung war groß, denn gegen eine eigene Hanuta-Backmaschine würde bis heute kaum ein Geschenk dieser Welt anstinken können.

5

Meine Selbstwahrnehmung war mein ganzes Leben lang falsch. Ich fühlte mich immer viel zu dick, obwohl ich es nicht war. Erst nachdem ich es mir jahrzehntelang immer wieder selbst gesagt hatte, erfüllte sich die Prophezeiung: Ich wurde tatsächlich sehr dick. Mir geht dieser Gedanke immer wieder durch den Kopf: Habe ich mich regelrecht dick gedacht? Gab es gar keine andere Lösung für mich, als zu der Wuchtbrumme zu werden, als die ich mich immer sah? Erst heute, mit faltigen 45 Jahren, fühle ich mich in meinem Körper wohl; objektiv betrachtet ist das ziemlich dumm, denn ich hatte früher straffe Haut, und die Gesetze der Schwerkraft galten nur bedingt. Erst durch meine dicken Jahre habe ich zu schätzen gelernt, wie zufrieden ich mit meinem Spiegelbild sein kann. Nichts und niemand bekäme mich dazu, ein Skalpell anlegen zu lassen, um gewisse Regionen zu optimieren. Das bin ich, so passt es zu mir – mit all meinen Schwächen und Unzulänglichkeiten.

Irgendwo habe ich ein Zitat von Barbara Schöneberger gelesen, in dem sie behauptet, dass Frauen ohne mit der Wimper zu zucken ein paar Lebensjahre dafür geben würden, wenn sie dafür dauerhaft in Größe 36 passten. Ein sehr kluges Statement, wie ich finde – und so wahr! Aber ist es auch wirklich so? Sind die meisten Frauen tatsächlich so irre wie die von mir (und meinem Mann) verehrte Frau Schöneberger und ich? Die Frage treibt mich um, und ich stelle sie bei Facebook, wo sich viele meiner Freunde und Leser tummeln. Innerhalb weniger Minuten entwickelt sich eine rege Diskussion, die ich so interessant finde, dass ich sie hier in Auszügen und mit veränderten Namen wiedergebe:

Kirsten: Recherche für mein Buch: Barbara Schöneberger hat mal gesagt, dass die meisten Frauen freiwillig auf einige Lebensjahre verzichten würden, wenn sie dafür lebenslang in Größe 36 passten. Wie seht ihr das? Würdet ihr lieber mit 80 als mit 90 in die Kiste hüpfen und als Belohnung eine sehr schlanke Figur kassieren?

Anna: Ich würde nicht auf mehr Lebensjahre verzichten.

Berta: Ich möchte ein schönes Leben haben und nicht ständig auf die Figur achten müssen. Von daher hüpfe ich lieber später in die Kiste.

Clara: Definitiv ja. Warum? Weil es stresst, Kraft und Energie kostet.

Dora: Bin gerade selbst erstaunt über meine Antwort, so unglücklich ich meistens mit meiner Figur bin. Und eigentlich überrascht es mich auch wieder nicht, denn: lieber ein längeres Leben. Wäre nur toll, wenn mir jemand noch vor meinem 80. Geburtstag dabei hilft, dass ich es lerne, mich selbst auch mit Riesenhintern zu lieben.

Elsa: Lebensqualität, Freude und Familie … wichtiger als Figur.

Frida: Das ist natürlich schon ein Paradox, da einem eine geringere Kleidergröße ja je nach Fall sogar noch ein paar Lebensjahre mehr bescheren könnte. Ich weiß grundsätzlich nicht, ob ich 90 Jahre alt werden möchte, wenn ich sehe, wie qualvoll manche Menschen altern müssen und dabei auch noch schlecht behandelt werden.

Clara: Selbstliebe für meinen Bauch fällt mir auch sehr schwer. Ist das das eigentliche Problem?

Kirsten: Ich glaube, dass ja, Clara. Es steckt in einem selbst.

Gerda: Kann ich nicht alt werden mit einer tollen Figur (Kleidergröße 36/38)? Meine finde ich jetzt toll, und ich würde gerne auch mit 89 noch mal meine Klamotten von heute anziehen (bin jetzt 28). Also ich nehme Lebensjahr + schönes erfülltes Leben + tolle Kleidergröße!

Herta: Wenn ich mich in eine 36 hungere, hab ich Falten wie eine 90-Jährige. Nee, du, da werde ich lieber alt.

Ida: Ich kasteie mich schon seit Jahren, um so zu sein, wie ich mich sehen will. Für mich ist das pure Lebensqualität, und ich behaupte mal, so, wie ich lebe, und so, wie ich mich fühle, werde ich eher älter, als wenn ich mich gehen ließe und das Übergewicht zuließe. Auch bei meinem geliebten Sport sind 10 kg weniger übrigens der Spaß hoch drei.

Jana: Also, ich wär lieber schlank als alt. So wie im Moment mag ich mich nicht sehen.

Konni: Maximal 80 Lenze mit einer Figur wie … hm … sagen wir mal Madonna!

Anna: Ich darf nicht jung sterben. Es gibt noch so viele Dinge, die ich essen will.

Luzie: Also mal ehrlich ... Wen interessiert es denn mit 80 oder 90 noch, welche Kleidergröße ich trage? Ich hatte schon Kleidergröße 54 und habe mich trotzdem selbst geliebt und finde mich jetzt mit Größe 42 oder 44 (je nachdem) genauso toll. Ich habe nicht abgenommen, um mich selbst mehr lieben zu können; das habe ich auch davor. Ich habe abgenommen, um meine Gesundheit zu verbessern. Aber wenn ich ganz ehrlich sein darf, fand ich mich immer und mit jedem Gewicht einfach nur toll.

Jana: Beneidenswert! Bei mir steigt bzw. fällt die Laune mit meinem Gewicht ...

Luzie: Nee, Stimmungsschwankungen wegen meines Gewichts hatte ich noch nie und werde das auch nie haben. Nur die Umwelt hat damit gewisse Schwierigkeiten, die mir aber schon immer egal waren. Ich bin, wer ich bin – ob jetzt mit 140 kg oder mit 95 kg oder mit 60 kg.

Mary: Es ist mir egal, wie alt ich werde – Hauptsache, ich bleibe gesund, fit im Kopf und einigermaßen mobil und selbstständig. Da ist es mir echt egal, welche Kleidergröße ich habe.

Nora: Ich habe schon immer Kleidergröße 36 gehabt und finde mich trotzdem blöd. Bestimmt auch mit 80 noch. Also macht Größe 36 definitiv nicht glücklich!

Olga: Nein, würde ich nicht.

Paula: 36 kann schon untergewichtig sein. Da lebt man dann kürzer, das stimmt ... Nein, ich würde nicht Lebenszeit fürs Dünnsein opfern.

Ricarda: Hm. Also, ich fühle mich ziemlich wohl in meiner 36. Aber ich werde nicht alt, weil ich definitiv zu viel rauche, zu wenig schlafe und gefühlte 12 Stunden am Tag vor dem PC sitze. So what ...

Susi: Ich denke halt, dass Größe 36 einem ab einem gewissen Alter nicht mehr unbedingt gut steht (natürlich nur, wenn man auch "lang" ist). Als Teenie kann man damit schlaksig aussehen, später schlank, aber noch später zunehmend knochig (ich spreche leider aus Erfahrung). Wenn die Frage aber lauten würde: Lieber mit den üblichen Gewichtsschwankungen 90 werden oder nur 80 mit einer Figur, die man selbst schön findet? Dann wähle ich schon Letzteres.

Tina: Also, ich war früher sehr dünn und schrecklich unglücklich, heute bin ich (besonders in der Körpermitte) ein wenig fülliger, fühle mich aber viel wohler! Deshalb stimme ich nicht zu! Außerdem esse ich viel zu gerne.

Ulli: In keinem Fall – ich möchte alle Lebenszeit mitnehmen, die mir geschenkt wird, und das Beste daraus machen ... Und mich wohlfühlen! Ich nehme ständig zu und ab. Beides kann super aussehen. Solange man glücklich ist, steht einem die Figur, die man gerade hat!

Viola: Keinen Tag würde ich geben. Und ich hatte auch noch nach der Geburt meiner jeweils über 4 Kilogramm schweren Töchter ruckzuck wieder 36.

Wanda: Ehrlich – ich würde lieber früher in die Kiste hüpfen, als diesen ständigen Frust zu schieben, dass das Lieblingskleid/die Lieblingsjeans nicht mehr passt – obwohl ich mich fünfmal die Woche mit Sport quäle, nicht mehr als 1200 Kalorien mampfe, nicht mehr rauche ... sagt doch heute meine Ärztin: Tja, Sie sind eben über 40, finden Sie sich damit ab! Ich könnte schreien vor Frust!

Xenia: Das ist komplizierte Mathematik. Je jünger und je mehr Größen über 36, desto mehr Lebensjahre hätte ich abgegeben. Also, jünger und wenige Kleidergrößen über 36: Da wäre ich lieber alt geworden. Älter und viele Kleidergrößen über 36: Wurschtegal, da werde ich lieber alt. Spricht also rein statistisch, und weil ich schon fortgeschrittenen Alters bin, fürs Altwerden und gegen das Dünnsein.

Yvonne: Für mich wäre das eine Frage des Leidensdrucks. Würde ich ein Leben lang unter meinem (Über-)Gewicht leiden, wäre mir Größe 36 vermutlich ein paar Jährchen wert. Aber wenn mir Übergewicht nichts ausmachen würde, warum sollte ich dann ein paar Jahre opfern für eine bessere Figur?

Zara: Kann ich gar nicht mitreden, denn ich passe, seit ich erwachsen bin, in Größe 34. Auch wenn ich ein Vielesser bin! Aber egal welches Gewicht, auf wertvolle Lebensjahre würde ich dafür nicht verzichten. Auf gar keinen Fall! Nie und nimmer!

Adele: Nö. 36 lebenslänglich wäre schon super. Aber dünn macht ja auch faltig, und gerade im Alter finde ich ein bisschen rundere Frauen echt schöner als so dürre, verhärmt aussehende. Ideal wäre natürlich dünn und knackig, hehe. Ich würde also auf gar keinen Fall auf die paar Lebensjahre verzichten wollen. Nur wenn ich eine Kleidergröße hätte, die meine Lebensqualität einschränken würde. By the way: Barbara Schöneberger sieht doch wunderbar mit ihren Kurven aus.

Brit: Also, meine 93 Jahre alte Oma ist topfit, war immer etwas zu dick, jetzt nicht mehr. Sie liebt immer noch ihre hochhackigen Schuhe und trägt sie auch. Wenn jemand sie auf 78 schätzt, freut sie sich diebisch! Sie fährt noch selbst Auto, und bei Ikea hängt sie mich locker ab! Und ihren Enkel besucht sie auch auf dem Punkerplatz!

Cordula: Mit Größe 48 hätte ich gesagt, nein, niemals! Heute mit Größe 36 sieht die Sache ganz anders aus.

Doris: Ich würde sofort tauschen und Jahre abgeben! Wer anders antwortet, hat keinen Leidensdruck ... Zu beneiden. Aber ich glaube trotzdem niemandem, der behauptet, sich in Größe 50+ wohlzufühlen!

Emilia: In den sozialen Netzwerken werden übergewichtige Männer tatsächlich von schönen/dünnen Frauen übelst beschimpft, habe ich selbst schon erlebt. Im realen Leben finden korpulente Männer selten eine Partnerin. Ich denke, die leiden weitaus mehr unter ihrer körperlichen Fülle als Frauen, sprechen jedoch kaum drüber.

Friederike: Ich sehe das nicht so. Ich lebe lieber länger, als schlank zu sein! Frauen sollten sich ihrer inneren Kräfte wieder bewusst werden. Ich denke nur an das Buch „Die Wolfsfrau". Sich über die Figur zu definieren schulden wir unter anderem auch dem Patriarchat oder unserem eigenen mangelnden Selbstbewusstsein. Das haben wir gar nicht nötig, wir sind stärker, als wir denken, allesamt. Wenn wir das ausstrahlen, ist es den Kerlen meistens auch egal, ob da was wabbelt oder nicht. Nicht leicht, so zu denken, das weiß ich, aber wir müssen es versuchen! Der Gesundheit wegen ist auf die Figur achten allerdings wichtig.

Kirsten: Ich stimme dir zu, aber: Genau das ist sehr häufig die Krux, denn dass Übergewichtige sich automatisch ungesund ernähren, halte ich für ein weit verbreitetes Vorurteil. Ich kenne unzählige Dicke, die sich gesünder und ausgewogener ernähren als Schlanke. Mit einer gesunden Ernährung findet man außerdem nicht zurück zur Normalfigur, jedenfalls nicht, wenn das Übergewicht hoch ist. In der Außenwahrnehmung bedeutet dick = schwach, weil ungesunde Ernährung.

Friederike: Ja, Kirsten, das stimmt. Da kenn ich auch einige. Ich meinte wirklich eher die Fälle, bei denen es so ist, dass sie das aus ungesunder Ernährung heraus sind. Gut, dass du das noch mal kommentiert hast. Ich finde es persönlich schlimm, dass Frauen über ihre Figur definiert werden.

Gudrun: Mir geht es nicht mal um das Schönheitsideal. Das Mehrgewicht verursacht schlichtweg körperliche Probleme, z. B. eine höhere Belastung der Gelenke.

Hilke: Da ich krankheitsbedingt viele Dinge nicht essen darf, nähere ich mich dem Thema Körper von einer ganz anderen Seite als dem (oft beklagten vermeintlichen) Übergewicht an. Ich würde gerne Jahre meines Lebens opfern, um den Rest gesund zu sein.

Isabel: Wenn ich wüsste, dass ich im Alter nicht mehr agil, sondern krank wäre, würde ich ein paar Lebensjahre für Kleidergröße 36 eintauschen. Was bringt mir ein langes Leben, wenn ich es nicht genießen kann? Dann genieß ich es lieber jetzt.

Jolande: Für mich macht es keinen Sinn, jetzt über ein Leben nachzudenken, das ich nicht vorhersehen kann. Aber ich kann alles dafür tun, dass es mir heute gut geht, ich mir wohlgesonnen bin und all das schätze und liebe, was ich bin und habe, und nicht mit dem hadere, was nicht ist.

Kristina: So einen Schwachsinn kann man nur behaupten, wenn man 1. mangelndes Selbstwertgefühl zu beklagen hat und 2. unter 40 ist. Früher passte ich in Kleidergröße 34 und war unglücklich, jetzt habe ich Kleidergröße 50 und bin glücklich. Man sollte euch den Hintern versohlen, Mädels! Das Glück eines Menschen hängt nicht eine Sekunde an seiner Kleidergröße, auch nicht, ob man geliebt wird oder nicht. Dem Rest der Welt ist es nämlich scheißegal, ob du dick oder dünn bist.

Liane: Dann hab ich weiterhin kein gutes Selbstwertgefühl. Ich fühl mich mit 44 total unwohl, so wird das auch nix mit einem gesunden Selbstwert. Da verzichte ich dann gern auf 20 Jahre, in denen ich mich nicht wohlfühlen würde. Denn dann werden einige Jahre auch zur Hölle. Wer mir dafür den Hintern versohlen will, bitteschön. Helfen oder was an meiner Einstellung ändern wird das auch nüscht.

Miriam: Nun komme ich auch noch mit einer großen Weisheit. Man stelle sich vor, man müsste mit 50 sterben. Soll ja vorkommen. Da will man doch nicht schon mit 40 abtreten, nur weil man 10 kg weniger auf die Waage bringt.

Nuri: Warum auf Jahre verzichten?! Das Einzige, worauf man „verzichten" muss, ist die Nahrung, die einen erst fett und dann krank werden lässt. Und wenn man das erst einmal kapiert hat, ist es kein Verzicht mehr.

Ottilie: Ich liebe das Leben. Es ist zu kurz, um es sich mit unnötigen Verzichten und Selbstkasteiungen zu vermiesen. Ich hatte nie Größe 36, war bis zu einer OP immer eine 40-42er-Frau. Okay, jetzt trage ich zwei Nummern größer, aber es ist mir egal. Ich esse, trinke und mache, was mir schmeckt und Spaß macht. Meinem Lebensmotto „Ich bin nicht auf der Welt, um so zu sein, wie andere mich haben wollen" bin ich treu geblieben. Daher, ich übertreibe es nicht, schiel aber ganz gewiss nicht immer mit einem Auge nach der Waage. Wenn die Sachen zu kneifen anfangen, lege ich ein paar Sportstunden zusätzlich ein. Fertig! Im Übrigen finde ich es total dekadent, sich angesichts einer hungernden Weltbevölkerung, Kriegen und Katastrophen ständig nur um seine schlanke Linie zu kümmern.

Kirsten: Ich finde schon, dass es ein Verzicht ist, dass ich nie wieder Schokoladenosterhasen essen werde – aber ich verstehe, was du meinst.

Nuri: Ein Bitterschokoladenosterhase würde gehen. Aber wenn man sich richtig ernährt, hat man gar keine Lust mehr auf Süßkram. Das stellt überhaupt keinen Reiz mehr dar. Ich konnte mir das auch nie vorstellen.

Ottilie: Man gewöhnt sich dran, glaube mir. Ich darf seit 1991 keine Schoki und überhaupt nichts mit Kakao zu mir nehmen. Mittlerweile brauche ich das Zeug wirklich nicht mehr, vermisse es nicht.

Kirsten: Womit jemand Probleme hat oder nicht, das möchte ich nun leider spaßbremsig einmal sagen, kann man nicht mit Kriegen und Hungersnöten in Relation setzen. Es gibt viele sehr unglückliche Übergewichtige, denen man das Recht darauf nicht absprechen sollte. Außerdem geht es in dem Buch genau darum. Wenn ich ein Buch über Meerschweinchen schreibe, referiere ich auch nicht über den Weltfrieden.

Isabel: Jeder hat ein anderes Umfeld. Manche Dicke bekommen immer wieder von außen zu spüren/gesagt, dass sie fett sind. Manche hören nie etwas davon, weil ihr Umfeld toleranter ist bzw. weil es denen egal ist, da es auf den Menschen ankommt und nicht aufs Gewicht – dieses Glück hat aber nicht jeder.

Stina: Nö, sehe ich nicht so. Mit Disziplin kann die Kleidergröße gehalten werden.

Trudi: Ich finde, das Gewicht hat nichts mit Disziplin oder Selbstbeherrschung zu tun. Für mich gilt: Mein Gewicht zeigt mein Wohlgefühl, meine Lebensqualität und meine Lebenseinstellung. Warum soll ich mich fremdbestimmen lassen? Daher ist nur der dick, der sich in dieser seiner Haut nicht mehr wohlfühlt. Aber er ist nicht dick, weil irgendwer ein Schönheitsideal vorgibt. Zum eigenen Gewicht gehört nicht Disziplin, sondern Mut und Selbstbewusstsein.

Ute: Meine Meinung ist, dass Disziplin natürlich schon dazugehört. Jedoch – allein mit Selbstbeherrschung und Disziplin funktioniert das Halten oder Abnehmen definitiv nicht, da es bei Dicken auch andere Gründe geben kann, weshalb sie dick geworden sind. Hat nicht immer alles nur mit zu viel und falschem Essen zu tun.

Wanda: Da ich keine Probleme mit meiner Figur habe, finde ich den oben genannten Satz schlicht Quatsch und leichtsinnig und dumm gegenüber Leuten mit echten Gesundheitsproblemen wie Krebs oder Migräne! Natürlich habe ich nicht mehr das Gewicht aus der Zeit meiner Hochzeit – aber an den richtigen Stellen zugelegt, wenn man meinen Mann fragt!

Zora: Manchmal stelle ich mir vor, ich gehe in eine Konditorei und bin die Einzige in Größe 36. Bewundernde Blicke der Männer und neidisch verstohlene Blicke der anwesenden Damen überlegen, wie man so traumhaft dünn wie ich sein kann! Ich nehme Platz und sage zur Kellnerin: Bitte eine Sachertorte mit Schlag und eine Nugattorte, aber den Kaffee ohne Sahne –

man kann sich ja nicht so gehen lassen! Herrlich! Barbara und Kirsten, ihr habt eine Jüngerin gefunden!

Parallel zu den unzähligen Kommentaren erhalte ich sehr viele private Nachrichten, fast ausnahmslos von Frauen, die sich nicht trauen, „draußen“ etwas zum Thema zu sagen. Mich berühren diese Mitteilungen und die gesamte Diskussion sehr. Entweder leiden die Menschen richtig unter ihrem Übergewicht – oder gar nicht. Eine Grauzone scheint es kaum zu geben. Wenn man zu dick ist, muss man einfach damit aufhören, das Falsche zu essen … Leider ist es diese Aussage, die mir besonders ins Auge fällt. Vermutlich weil ich davon selbst betroffen bin und mich Vorwürfe dieser Art triggern. Wenn es doch nur so einfach wäre! Als hätten alle Moppels dieser Welt jahrelang nur Mist in sich hineingestopft und müssten nun nur etwas besser auf sich achten. Ich lande gedanklich wieder beim Dukan-Ratgeber, wo ich mich erstmals verstanden fühlte und einem Programm folgen konnte, das für starkes Übergewicht maßgeschneidert ist. Erst dort fand ich, wonach ich all die Jahre gesucht hatte, nämlich nach einer funktionierenden Diät und einem Begleiter, der mich nicht als Schwächling, sondern als Patient mit Gefühlen und Bedürfnissen sah. Dass ich die Diät so gut durchziehen konnte, liegt vielleicht nicht nur daran, dass sie per se wirksam ist, sondern auch an der Tatsache, dass mir endlich mal jemand bestätigte, wie unfassbar schwer das alles ist und welchen Stellenwert es im Leben einnimmt.

Auf meiner Facebook-Seite habe ich die Diskussion wieder gelöscht, damit niemand nach der Lektüre hier im Buch nachvollziehen kann, von wem welcher Kommentar kam. Es geht mir nicht darum, dass irgendjemand bloßgestellt wird, aber ich finde, dass man anhand des Gesprächsverlaufs – der im Original dreimal länger ist – gut das Dilemma erkennen kann, in dem wir uns befinden. Viele der Frauen, die kommentiert haben, kenne ich persönlich oder weiß um ihre figürliche Beschaffenheit. Es springt mich darum direkt an, dass diejenigen, die nie mit ernsthaften Gewichtsproblemen zu kämpfen hatten, oft nicht verstehen können, dass Dicksein sehr wohl ein ernsthaftes Problem sein kann. Mir ist es zu einem echten Anliegen geworden, hier für etwas mehr Respekt und Verständnis auf beiden Seiten zu plädieren.

Es gibt sie nämlich wirklich, die andere Seite – dort befinde ich mich jetzt und kann das immer wieder kaum glauben. Dann sagen mir Leute, dass ich jetzt wirklich mal aufhören solle mit dem Abnehmen, ich sei schon viel zu dünn. Ich. Zu dünn. Das muss man sich mal vorstellen, denn ich trage immer noch sehr häufig Größe 40 und falle damit bestimmt nicht ins Untergewichtsraster. Ich gebe zu, dass ich das etwas grotesk finde und mich heimlich frage, ob bei diesen Fragen vielleicht ein kleines bisschen Neid dahinterstecken könnte. Zwar ist mir klar, dass ich besonders an Armen und Beinen stark abgenommen habe und damit wie ein Rhesusäffchen aussehe. Des Weiteren haben Gesicht und Hals gelitten, und ich muss nicht mehr im Duden nach der korrekten Schreibung des Wortes Nasolabialfalte suchen, weil ich oft genug nach Schminktipps gegoogelt habe, die eben jene tiefen Furchen zwischen Nase und Mund verschwinden lassen (effektive Schminktipps übrigens nicht gefunden). Aber hey, ich bin 45 und habe mit der Diät die Faltenbildung eben einfach etwas vorgezogen. Ich bin lieber schlank als faltenfrei, das gebe ich unumwunden zu. Genug Speck gibt es an meinem Körper immer noch, und somit bin ich wirklich nicht zu dürr.

Immerhin komme ich so auch mal in den fragwürdigen Genuss, mich dafür rechtfertigen zu müssen, dass ich zu wenig essen könnte. Denn genau das berichten mir Frauen, die von jeher sehr schlank sind. Wenn sie es in größerer Runde wagen, darüber zu klagen, dass sie einfach nicht zunehmen, ernten sie spöttische Blicke und Unverständnis. Zu dünn zu sein, das ist doch kein Problem! Wenn die wüssten, dass jeder von uns nur davon träumt, einmal eine 5 vorne auf der Waage zu sehen. Allerdings mit Blickwinkel *von oben ausgehend* und nicht von 49 Kilo und weniger. Klar, ich bin genauso gedanklich verwirrt und bin lieber zu dünn als zu dick, aber ich bekomme eine Vorstellung davon, dass es auch auf der anderen Seite wohl nicht immer nur toll ist. Nur wer bereits einmal in den Schuhen des anderen gesteckt hat, kann sich vielleicht wirklich hineinfühlen.

6

Im Internet habe ich eine Frau kennengelernt, die genau wie ich mit Low Carb innerhalb eines Jahres um die 50 Kilo abgenommen hat. Bettina bloggt erfolgreich darüber, und ich lechze nach ihren Rezepten und Erfahrungsberichten. Wenn wir beide miteinander sprechen, dann ist das wie ein Blick in den Spiegel. Es beruhigt mich, dass auch in ihrem Leben das Abnehmen eine so übergroße Rolle einnimmt; ich fühle mich nicht mehr so allein, wenn sie genau wie ich ins Grübeln gerät, obwohl wir doch das Schlimmste bereits hinter uns haben. Warum ist das nur so? Wieso beschäftigt mich die Problematik über alle Maßen? Ich kenne die Antwort: weil ich in Gedanken immer noch eine Dicke bin. Die folgenden Worte stammen aus Bettis Feder, und ich freue mich sehr, dass sie sich Zeit für mein Buch genommen hat.

Wenn ich meine Augen schließe und versuche, mir mich selbst vor meinem inneren Auge vorzustellen, passiert nichts. Es bleibt einfach dunkel. Als wäre ein Vakuum in meinem Kopf und mein Gehirn nicht in der Lage, mein Antlitz aus dem Gedächtnis heraus darzustellen. Vielleicht bin ich ein Gespenst? Oder noch schlimmer, vielleicht hat meine Gewichtsabnahme nur in meinen Träumen stattgefunden und mein Gehirn versucht mich so vor der bitteren Realität zu schützen. Aber nein, mein Gewichtsverlust von über 50 Kilogramm ist wunderbare Wirklichkeit, erscheint mir nur nach 25 dicken Lebensjahren immer noch vollkommen surreal. Ich kann es selbst nicht glauben, was ich da geschafft habe, und so ein wenig schwingt auch immer die nackte Angst mit, es vielleicht hinterher doch wieder zu verbaseln und grandios zu versagen, wie es in der Vergangenheit schon der Fall war.

Ich war fett! Nicht nur so einige Pfunde zu viel. Nein, mein Gewicht bewegte sich am Ende über die 130-Kilogramm-Marke deutlich hinaus. Das sind dann nicht mehr die netten und sympathischen Pfunde zu viel, sondern es geht irgendwann um Leben und Tod. Bei mir war genau das der Fall, denn am Ende streikte die Gesundheit, und zwar gewaltig. Dick geworden bin ich vollkommen unspektakulär vom Essen. Ja, es ist kaum zu glauben, aber ich gebe es zu. Über Jahre hinweg habe ich zu viel, zu süß und zu fett gegessen. Also keine schweren Knochen oder hormonelle Störungen waren schuld, sondern ich war eine unkontrollierte Fressmaschine. Ich muss mir das so schonungslos um die Ohren hauen, denn im Prinzip bin ich das auch heute noch.

Ab der Pubertät kannte mein Gewicht eigentlich nur eine Richtung: steil bergauf. Unterbrochen von diversen Diätversuchen, nach denen ich immer nur noch mehr auf den Rippen hatte als vorher. Ich habe Kohlsuppe gegessen, bis ich einen Kanon pupsen konnte, und erstickte fast an trockenen Brötchen bei der Milch-Brötchen-Diät. Tagelang ernährte ich mich von Ananas und Putenschnitzeln, fast in der Erwartung, die Hollywood-Diät würde mich dann direkt in die Welt der Reichen und Schönen katapultieren. Jahrelang war ich die beste Kundin der fettreduzierten Light-Artikel. Was auch sonst, ich wollte schließlich so bleiben, wie ich war. Der Schuss ging mächtig nach hinten los. Ich blieb nämlich nicht, wie ich war, sondern durfte noch dicker werden. Das Werbeversprechen hat bei mir auf jeden Fall nicht funktioniert.

Essen war für mich auch immer ein Mittel, um Frust abzubauen und um Langeweile zu bekämpfen. Aber auch wenn es mir gut ging, habe ich mich natürlich gerne mit gutem Essen belohnt. Essen zu funktionalisieren und emotionalisieren war und ist Teil meines Problems mit der Waage. Essen bestimmte über viele Jahre mein Leben und suggerierte mir eine gewisse Konstanz in einem stressigen und unstetigen Berufsalltag, in dem ich mich lange Zeit nicht wirklich wohlgefühlt hatte. Meine berufliche Situation hatte sich dann im Sommer 2013 so zugespitzt, dass ich wegen eines Erschöpfungszustandes am Arbeitsplatz länger ausgefallen bin. Die Tätigkeit als Personalleiterin im Niedriglohnsektor hat mich ausgesaugt wie ein fieser Vampir sein Opfer, und mein Energielevel war auf dem Nullpunkt angekommen. Wie oft habe ich gesagt, dass ich bei dem Job gar nicht so viel fressen kann, wie ich kotzen könnte. Tja, gefressen habe ich ja, nur mit dem Kotzen war es nichts.

Ich war körperlich und seelisch am Limit, und es musste etwas passieren. Der Weg führte mich in eine psychosomatische Reha, um wieder zu Kräften zu kommen. Dort dann der nächste Paukenschlag, denn es wurde Diabetes Typ 2 diagnostiziert. Immer hatte ich mich für unkaputtbar gehalten. Was für ein Trugschluss. Mein Körper und meine Seele nahmen mir meine jahrelangen Misshandlungen übel, und es wurde allerhöchste Zeit, das Ruder herumzureißen. Ich war der Kapitän auf meiner persönlichen Titanic und musste gut aufpassen, dass ich nicht untergehe. Und nach „König der Welt“ stand mir auf jeden Fall nicht der Sinn. Ich habe dann auch gekämpft wie ein Löwe und sämtliche Kräfte mobilisiert. Ich wollte es mit aller Gewalt schaffen. Es hat, wie man so schön sagt, einfach Klick gemacht im Kopf, was bis heute Grundstock meines Erfolges ist. Denn eines ist klar, auch wenn heute der große Gewichtsverlust bereits hinter mir liegt: 50 und mehr Kilogramm an Körpergewicht zu verlieren ist ein echt harter Job, der jede Menge Energie, Disziplin und Fleiß kostet. 50 Kilogramm verliert man nicht nebenher. Die perlen auch nicht einfach ab und huch, sie sind weg. Und nein, es kommt auch keine Fettfee und zaubert über Nacht die Kilos hinfort.

Nein, es ist nämlich total doof. Wenn man erfolgreich abnehmen will, dann muss man selbst aktiv werden und in erster Linie die eigenen Hufe in Bewegung setzen. Der Kampf gegen das krankhafte Übergewicht ist in erster Linie ein Kampf gegen sich und für sich selbst und kann daher nur von jedem selbst ausgefochten werden. Aber der Kampf lohnt, und wer nicht kämpft, hat schon verloren! Dabei findet der Körper diesen Kampfeinsatz nicht besonders witzig. Schließlich geht es da an sein dickes Sparbuch, seine geliebten Energiereserven, und der Körper findet Mittel und Wege, uns Steine in den Weg zu werfen. Gut, die sehen zwar manchmal aus wie Schokolade, aber sei es drum. Immer konnte ich diesen Versuchungen auch nicht aus dem Weg gehen. Ich war zwar mit dem Abnehmen beschäftigt, aber immer noch ein Mensch und nicht tot gegenüber den Verlockungen aus dem Süßwarenregal. Aber die meisten Gefechte habe ich gewonnen, und das dokumentiert sich an dem umfangreich verlorenen Gewicht.

Eine wilde Fantasie, die ich übrigens früher hatte, war ein Traum von einem Fettstaubsauger, mit dem ich einfach das überschüssige Fett wie mit einem Handsauger wegsaugen konnte. Auf was für abstruse Gedanken man doch kommt, wenn man mit einer Situation zutiefst unzufrieden ist! Zumindest hatte ich da keine Visualisierungsprobleme vor meinem inneren Auge. Den nicht existenten Fettstaubsauger konnte ich deutlich sehen, aber mich selbst bekomme ich bis heute nicht vor die Linse. Das klingt doch total verrückt.

Als ich mir überlegt habe, wie ich das überschüssige Gewicht am besten loswerden könnte, steckte ich inmitten einer Reha, bei der sehr fettarm gegessen wurde. 30 Fettpunkte am Tag war das Mantra der Klinik, was analog 30 Gramm Fett entsprach. Dafür gab es jedoch Kohlenhydrate bis zum Anschlag. Nach fünf Wochen Rehakost kamen mir Gummi-Käse, Lachsschinken und faserige totgebratene Hähnchenbrüste aus den Ohren heraus. Für ein Stück leckeren Lachs wäre ich fast bereit gewesen, ein Verbrechen zu begehen. Wollte ich den Rest meines Lebens in einem aus meiner Perspektive kulinarischen Niemandsland verbringen? O Gott, nein. Ich war und bin ein Schlemmermäulchen, und wenn es mir nicht schmeckt, dann scheidet die Ernährungsweise von vornherein aus. Außerdem bin ich, wenn der Inhalt des Napfes nicht mundet, selbst auch extrem ungenießbar, aber das nur am Rande. Die Fettnummer hätte also über kurz oder lang zu ernsthaften zwischenmenschlichen Problemen geführt. Das wollte ich natürlich meinen Mitmenschen und mir nicht antun.

Auf der Suche nach einer geeigneten Ernährung, gerade auch im Hinblick auf meine neueste Errungenschaft, die Diabetes-Typ-2-Erkrankung, stolperte ich in den Weiten des Internets in das Low-Carb-Universum hinein. Und ich war sehr schnell infiziert. Kohlenhydrate reduzieren und dabei immer noch sensationell gut essen! Das klang zu gut, um wahr zu sein. Aber ich hatte nichts zu verlieren, mal von Gewicht abgesehen, und stürzte mich kopfüber in das Abenteuer. Und es gibt so viele unterschiedliche Low-Carb-Modelle. Ob Logi,

Dukan, Lutz, Ketogen ..., alles Planeten im Low-Carb-Universum. Und da ich ein eher bockbeiniger, störrischer Typ bin, wollte ich wieder von allem das Beste und mich nicht an irgendwelche Regeln von fremden Leuten halten. Nur die Richtung, die war klar: runter von den Kohlenhydraten.

Meine Leitfigur seit frühester Kindheit ist Pippi Langstrumpf. Schon als Kind wollte ich sein wie sie, und auch heute mache ich mir die Welt eben gerne so, wie sie mir gefällt. Und das habe ich dann auch getan und mir meine eigene Low-Carb-Welt gemacht. Ein Wohlfühl-Wald-und-Wiesen-Low Carb irgendwo zwischen Logi, Lutz und Dukan. Ganz unverschämt, wie ich bin, wollte ich eben alles. In Kombination mit etwas Bewegung fluppte das System, und ich wurde zusehends schlanker. Die Energie kehrte zurück, und ich war sogar in der Lage, belastende Störfelder aus meinem Leben zu beseitigen. Ich werde deutlicher: Ich habe meinen verhassten Job geschmissen und habe mich auch beruflich auf neue Abenteuer eingelassen, die sich gerade langsam entwickeln.

Teil meines Weges ist mein bunter Happy Carb Blog im Internet. Dort schreibe ich über meinen Gewichtsverlust, über das wunderbare Low-Carb-Universum und über alle mehr oder weniger wichtigen Themen, die mich auf irgendeine Weise umtreiben. Das Ganze tue ich meist auf sehr unterhaltsame Weise, manchmal aber auch mit einer eher nachdenklichen Komponente. Aber egal wie, immer authentisch und ehrlich bleiben ist mein Motto.

Auch bin ich nicht zum missionierenden Gesundheitsapostel mutiert, sondern arbeite noch heute jeden Tag an mir selbst. Ich bin eine latente Dicke und werde das auch immer bleiben. Vielleicht kommt gerade deshalb das schlanke Gefühl noch nicht so richtig in meinem Kopf auf. Mein Mann hat mir wunderbare Vorher-nachher-Bilder gebastelt, damit ich den Unterschied besser und direkter visualisieren kann. Aber hey, wer zur Hölle ist die furchtbar dicke Frau da auf den Bildern, und wer ist bitte schön die unbekannte schlanke Frau? Auf beiden Bildern sehe ich mich nicht selbst. War ich wirklich so fett? Wobei ich sagen muss, dass ich immer eine „seitlich Dicke" war. Von vorne sah ich nach 100 Kilogramm aus und nur von der Seite nach 130 Kilogramm. Wie oft sieht man sich von der Seite? Glücklicherweise nie. Aber so konnte ich auch gut verdrängen, dass ich immer dicker wurde. Und die steigenden Hosengrößen, bis zur monströsen Größe 54, waren eben dem ungünstigen Schnitt geschuldet. Ich sage nur italienische Größen.

Also gut. Ich habe mich auf den Weg gemacht in ein schlankeres und vor allen Dingen glücklicheres Leben. Damit will ich nicht sagen, dass man schlanker per se glücklicher ist, aber der Zugewinn an Lebensqualität durch die verbesserte Gesundheit und die neu gewonnene Beweglichkeit spendet Glücksgefühle, die mir in den letzten Jahren vor lauter Anstrengung abhandengekommen waren. Und ganz nebenbei ist es doch auch geil, den Hintern wieder in eine Jeans in der Größe 40 einzupacken. In Kleidungsgeschäften mit „normalen" Größen fühle ich mich übrigens heute noch unwohl und denke immer, dass die Verkäuferinnen denken: „Wir haben für die dicke Frau doch nichts. Was will die in unserem schönen Laden? Die vergrault uns nur die schlanken Kunden." Und natürlich greife ich auch heute immer noch zur größten vorhandenen Größe im Regal. Immer schön den hintersten Bügel schnappen. Total reflexartig stehe ich mit der Größe XXL oder XL in der Umkleide und merke dann erst, dass das Kleidungsstück natürlich viel zu groß ist.

Der Weg, den man von dick nach schlank zu gehen hat, ist weiter, als nur unterwegs den Ballast des Gewichtes abzuwerfen. Aber ich freue mich und bin inzwischen auch richtig stolz auf mich, dass ich ihn durch alle Höhen und Tiefen gegangen bin. Wer weiß, wohin die Reise geht. Ich bin gespannt, wo mich mein Weg noch hinführen wird. Auch wenn es manchmal knirscht, ich mich mickrig fühle oder mich selbst infrage stelle. Ich bin schließlich nur schlanker und nicht zur Super-Betti mutiert.

Auf jeden Fall freue ich mich, dass ich meinen sehr persönlichen Weg durch meinen Blog „happycarb.de" mit vielen lieben Leserinnen und Lesern teilen kann. Das motiviert mich, die Herausforderung des „Gewichthaltens" weiterhin anzunehmen und meinen ewig andauernden Gewichtsproblemen dieses Mal eine lange Nase zu zeigen. Der Kampf geht gemeinsam weiter! Ich bin vorsichtig optimistisch, dass ich am Ende als Gewinnerin vom Platz gehen werde. Aber ich bin eben nicht endgültig überzeugt, dass ich es schaffen werde.

Meine Diabetes-Typ-2-Erkrankung habe ich übrigens durch die Veränderungen meines Lebensstils bereits erfolgreich in die Knie gezwungen. Ich bin inzwischen frei von blutzuckersenkenden Medikamenten und habe wieder Blutzuckerwerte wie ein gesunder Mensch. Allein dieser Erfolg war schon jede Mühe wert und motiviert zusätzlich! Ehe ich mich versehe, erscheint dann vielleicht auch bald mein neues, schlankes Ich vor meinem inneren Auge. Der Körper ist eben schon mal vorgegangen, und der Kopf wackelt noch hinterher. Genauso beschreibe ich sehr gerne meine Gefühlslage, und ich glaube, ich bin damit nicht ganz allein.

Den Beweis, dass Low Carb sehr lecker und gesund sein kann, trete ich übrigens regelmäßig in meiner eigenen Küche an. Und damit auch jeder etwas davon hat, veröffentliche ich diese Ergebnisse in meinem Blog. Eine kleine Kostprobe gibt es natürlich auch hier im Buch. Auf hoffentlich bald und viel Spaß mit meinen Rezepten am Ende des Buches!

Herzliche Grüße, Betti.

Ja, das ist Bettina. Jetzt können Sie bestimmt nachvollziehen, warum wir uns sofort verstanden haben.

7

Wie Alice im Wunderland erobere ich mir seit einigen Monaten die Klamottengeschäfte zurück. Nach zwanzig Jahren mit Übergewicht ist es immer noch wie ein Wunder für mich, dass ich endlich wieder überall einkaufen kann. Viele Jahre habe ich mich aufs Kaschieren und Verstecken konzentriert; es erscheint mir heute wie ein wunderbarer Traum, in figurbetonte Kleider zu schlüpfen und mich wie eine Frau anzuziehen. Ich kann in einen x-beliebigen Laden gehen und finde von jedem Stück etwas in meiner Größe. Darüber komme ich kaum weg, weil es so lange ganz anders war, doch ich stelle nicht nur extreme Freude fest, sondern auch eine besorgniserregende Lust an weiterer Gewichtsabnahme.

Bei einem dieser Shoppingmomente brachte mir eine Verkäuferin eine gut sitzende Jeans. „Das ist eine super Marke, die trage ich auch gerne, und außerdem macht sie einen guten Hintern." Ewig her, dass ich freiwillig meinen Hintern betont hätte. Jeder Rest von Selbstbewusstsein war spätestens beim Thema Po verschwunden, und nun soll ich eine Skinny Jeans anziehen, die genau darauf abzielt. Das erscheint mir geradezu grotesk. Aber tatsächlich, ich liebe diese Jeans, sie macht nicht nur schlanke Beine, sondern auch einen respektablen Po. Es schadet nicht, auf eBay nach einer vergleichbaren Hose dieser Marke Ausschau zu halten … Und tatsächlich, ich werde fündig und kaufe erst eine Hose in einer anderen Farbe und dann auch noch eine aus einem anderen Stoff. Beide Exemplare trudeln ein, ich ziehe sie glücklich an, kann dieses Wunder mal wieder selbst kaum fassen – und merke dann bei Hose Nummer zwei, einer flaschengrünen Cordhose: Sie ist doch ein bisschen eng. Da müssten noch zwei, drei Kilo runter, dann würde sie perfekt passen. Stopp! O Gott! Bin ich jetzt magersüchtig oder was? Ich steuere ganz bewusst dagegen, denn so durchgeknallt wollte ich nie werden: Dann trage ich das dunkelgrüne Sahneteil eben nicht. Aber ich bekomme eine Ahnung davon, wie das laufen könnte, die Sache mit der Sucht nach immer weniger Gewicht. Diese Erkenntnis erschreckt mich zutiefst, denn ich habe eine jahrzehntelange Diätkarriere hinter mir und dachte, dass ich bereits alles über meine Körpergefühle wüsste. Wenn ich als fünfundvierzigjährige, glücklich verheiratete Familienmutter auf dem Land schon so einen Zirkus veranstalte, wie geht es da jungen Frauen auf Partnersuche?

Mir kommt die Erkenntnis, dass ich ganz schön Glück habe. Im Gegensatz zu einigen Frauen in meinem Bekanntenkreis litt ich nie unter Magersucht, Bulimie oder … Doch. Essgestört war ich schon. Bin ich vermutlich immer noch, werde ich wohl immer sein. Ich gebe es offen zu: Es wäre ein Traum für mich, wenn ich einfach immer das essen könnte, worauf ich Lust hätte. Wenn es absolut angesagt wäre, über 100 Kilo zu wiegen und ich mich mit genau jenem Gewicht toll gefunden hätte. Es war aber ganz anders, denn ich fühlte mich schrecklich. Das lag größtenteils an mir selbst, denn mein Spiegelbild passte nicht zu meiner Selbstwahrnehmung. Und die bösen Medien waren natürlich auch schuld daran, schließlich sieht man dort fast ausschließlich Frauen mit Größe 36. Aber in erster Linie waren es immer nur die Klamotten, in die ich passen wollte. Das ging jede Altersphase hindurch so, und ich kann mich an viele Kleidungsstücke erinnern, die für mich das Maß aller Dinge bedeuteten.

Ich musste mich dem Kleidungsstück anpassen und nicht das Kleidungsstück sich an mich. Während ich vor vielen Jahren noch sagte: „Das T-Shirt passt mir nicht“, ist daraus irgendwann etwas Neues entstanden. „In das T-Shirt passe ich nicht rein“, hieß es nun. Fatal, denn das klingt, als ob die begehrte Klamotte eine unumstößliche Wahrheit sei, eine Tatsache, der man sich gefälligst unterzuordnen hat. Was für ein Blödsinn, aber dass man sich *in eine Hose reinhungert*, hat vermutlich nahezu jeder Mensch schon einmal geplant. Die krude und veränderte Denkweise kann sich also sogar auf den Sprachgebrauch niederschlagen. „Da passe ich nicht rein“ ist zu einem der am häufigsten gedachten Selbstzerfleischungsmantras geworden.

Das wichtigste Kriterium eines jeden Kleidungsstückes war sowieso schon immer: Macht nicht dick. Bestenfalls natürlich: Macht schlank. Von dünn will ich lieber gar nicht anfangen, denn diese Vokabel steht meiner Figur nicht zu; ich habe höchstens dünne Finger, aber sonst gar nichts. Die Klamotten müssen *gut sitzen*, *vorteilhaft* sein oder, wie der göttliche Guido Maria Kretschmer sagt, *etwas für einen tun*. Darum bin ich vermutlich nicht die Einzige, die bei jeder Anprobe zuallererst denkt: Sehe ich dick darin aus? Das Stück kann noch so wunderschön gefärbt oder verarbeitet sein – wenn es nicht zumindest ein bisschen schlank macht, wird es verschmäht. Ein ungeschriebenes Naturgesetz lautet außerdem: Sei besonders scharf auf jene Klamotten, die du niemals tragen können wirst. Ich finde sehr enge und schlichte Blusen aus festem Stoff toll, doch sobald ich mir eine anziehe, sehe ich nur noch Brüste. Irgendwas stimmt mit meinen Proportionen nicht, der Oberkörper ist viel zu kurz. Bestimmt wäre der Bauch gar nicht so dick, wenn alles etwas länger wäre. Guido könnte mir helfen, aber ich stehe mal wieder allein in der Umkleidekabine vorm Spiegel: in einer weißen Bluse, die mir eigentlich passt, uneigentlich aber unmöglich an mir aussieht. Als junges Mädchen wollte ich unbedingt eine seinerzeit angesagte Jeans mit weißen Streifen an der Außennaht haben – und zwar in der Größe meiner zierlichen Freundin. Das konnte nicht gut gehen, genauso wie das Experiment mit engen Röcken, die knapp unterhalb des Knies enden. Andere Frauen kommen darin elegant daher, ich wie eine Oma auf Butterfahrt.

Besonders schlimm sind immer die Momente, in denen ein Lieblingskleidungsstück, das schlank macht, peu à peu zu klein wird. Man weiß genau, dass man kürzlich noch richtig gut drin aussah, doch inzwischen ist das Gegenteil der Fall, und man starrt voller Hass auf die böse Hose. Wie konnte sie einem das antun? War man monatelang dermaßen blind gewesen, dass man nicht gemerkt hat, wie unvorteilhaft das Teil gesessen hatte? Die Hose muss weg, ganz schnell, weit nach hinten in den Schrank damit. Vielleicht lässt sich so auch der Gedanke verdrängen, dass man einfach zugenommen hat und die Hose deshalb dick statt schlank macht.

Jede Frau sollte einen Guido haben, der ihr beibringt, wie sie ihre Vorzüge betont und die Schwachstellen verbirgt. Stattdessen wird die Mode immer bekloppter und die Mädchen uniformierter. Heute sehen alle gleich aus, und verrückte Experimente entdeckt man auf den Straßen kaum noch. Damals trug man die Haare kurz oder lang, lockig oder glatt, zusammengebunden oder offen. Man war Popper oder Punk, Öko oder Normalo, trug Tennisklamotten oder komplett Schwarz. Jeder konnte schon von Weitem erkennen, wie eine Person zumindest optisch drauf war. Man konnte sogar aus dem Stand festmachen, ob der Vater Zahnarzt oder Dachdecker war, denn die reichen Kinder kamen nach den Osterferien braun gebrannt und mit neuen Marc O'Polo-Sweatshirts aus dem Skiurlaub zurück und die Kids ohne Kohle eben nicht. Wir waren einerseits aufgrund der finanziellen Mittel dazu verdonnert, manche Trends gar nicht mitmachen zu können, andererseits wesentlich fantasievoller als die *Jugend von heute*. Wer nur drei Pullis im Schrank hatte, zog sich ein Oberhemd vom Vater an, an ganz mutigen Tagen sogar einen Schlips dazu. Ehrlich, auf solche Ideen käme doch heute kein Mensch mehr, ohne sich als kompletter Vollidiot zu outen. Als Mutter würde ich blutenden Herzens das Taschengeld aufstocken, wenn meine Kinder zu so drastischen Mitteln greifen müssten. Früher war so was jedoch normal, die Not machte erfinderisch. Es gab noch nicht die Vielzahl an Billigketten, wo man wie heutzutage Mode findet, die den exklusiven Stücken ähnelt.

Man macht sich immer gerne lustig über die verrückte Kleidung der Achtzigerjahre, aber immerhin entdeckte man damals noch Unterschiede bei ihren Trägern. Zwar hatte jeder irgendwann eine Dauerwelle, und das war nicht schön anzusehen, doch der derzeitige haarige Einheitsbrei ist ebenfalls nicht das Gelbe vom Ei. Betrachte ich mir Partybilder von heute, sehen die Mädchen alle gleich aus. Sie nehmen dieselben Posen ein, stemmen die Hand in die Hüfte und knicken das Bein weg, die Haare lang und glatt gebügelt, die Kleider zu eng und zu kurz. Warum verrät denen eigentlich niemand, dass nur ganz wenige Frauen solche engen Fummel tragen können, nämlich die langbeinigen Superschlanken? Alle anderen wirken darin gedrungen und trampelig. Beim Freizeitlook finde ich es lustig, dass sie obenrum perfekt sind. Die Haare, wenn sie nicht gerade glatt herunterhängen, zu unglaublichen Flechtfrisuren gebunden, das Make-up tadellos, und auch weiter abwärts ist das Outfit großartig. Schöne Oberteile, irre Ketten, bei denen man heute dann doch mutiger ist als damals, tolle Gürtel. Aber dann … Die Hosen müssen eng sein, viel zu eng und viel zu hüftig. Ich nehme mich da selbst nicht aus, weil man sich im Laufe der Zeit doch den meisten Modetrends anpasst. Trotzdem machen diese Hosen nun mal in den seltensten Fällen sehr schlank, nämlich nur dann, wenn man auch wirklich sehr schlank ist. Und die Schuhe! Die obenrum modelmäßig gestylten Mädchen tragen an den Füßen ausgelatschte Ballerinas, flache Segeltuchschuhe oder Boots. Es gibt nur noch entweder – oder. Entweder unvorteilhafte Treter oder High Heels, dazwischen ist nichts.

Ich finde es schade, dass wir uns nichts mehr trauen. Die Kollektionen der gängigen Marken ähneln sich wie ein Ei dem anderen, und die wirklich schönen, extravaganten Sachen kann sich kein Normalsterblicher leisten. Ich selbst bin ebenfalls nicht modemutig und kleide mich wie die meisten anderen auch, lasse mich beeinflussen von den Trends der Saison. Trotzdem ist es öde, dass es nur noch so wenige extravagante Typen gibt, die in Klamotten und mit Frisuren rumlaufen, bei denen man überrascht zweimal hinschaut.

Auf einer Postkarte steht geschrieben: *Ich wünschte, ich wäre wieder so schlank wie damals, als ich dachte, ich sei dick!* Wie wahr, das wünschte ich mir auch. Was habe ich mir damals eigentlich dabei gedacht, als ich mir den Kopf über meinen angeblich zu fetten Hintern zerbrach? Obwohl ich als Jugendliche schlank war, fühlte ich mich plump und unförmig. Ich maß mich ständig an extrem dünnen und zierlichen Mädchen, doch bei derlei Vergleichen konnte ich nur verlieren.

Die Eltern meiner Freundin Maike nahmen mich mit 15 mit in den Spanienurlaub. Auf den Fotos von damals sehe ich zwei sehr schlanke junge Mädchen. Eines davon war ich. Aber ich fühlte mich unglaublich pummelig. Maike und ihre Mutter sind einen Kopf kleiner als ich und sehr zierlich. Die logische Schlussfolgerung, die ich daraus zog, war jene, dass ich eben dick bin. Obwohl ich in diesem Sommer tatsächlich mit dem Tragen von Bikinis begann – es sollte nur zehn Sommer dauern, dann war damit für alle Ewigkeiten Schluss –, erinnere ich mich an mein ungutes Körpergefühl, als wenn es erst gestern gewesen wäre. Wie kann das sein? Ich sah toll aus, und ich war wirklich sehr, sehr schlank. Kein kleines Bäuchlein mehr, die Cellulite geduldete sich noch ein paar Jährchen, und sogar mein Busen war klein. Trotzdem meinte ich, er sei groß.

Ich hatte eine völlig verschobene Sicht auf mich selbst, was sogar so weit ging, dass ich Maike um ihren engen Jeansrock beneidete. „So was kann ich nicht tragen, dafür habe ich nicht die richtige Figur." Stattdessen lief ich abends beim Bummeln in einem unförmigen pastellgelben Overall herum. Maikes Eltern fiel auf, dass ich sehr wenig esse. Während meine zierliche Freundin sich einen *Knoppers* nach dem anderen genehmigte und dabei trotzdem einen ultraflachen Waschbrettbauch hatte, verkniff ich mir nahezu alles. „Iss doch bitte mehr", bat mich ihre Mutter, doch ich gab vor, keinen Hunger zu haben. Dass ich niemals so zierlich wie Maike werden könnte, egal, wie wenig ich auch essen würde, auf diese Idee kam ich damals noch nicht.

Ich beneidete sie aus tiefstem Herzen um ihren Körper und hätte alles dafür gegeben, auch so auszusehen.

Mir fallen unzählige Kleidungsstücke ein, die ich niemals angezogen hätte, weil ich mich dafür zu dick fühlte. Als Kind weigerte ich mich, Röcke und Kleider zu tragen. Ich habe keinen blassen Schimmer, woher diese Auflehnung rührt, denn weder gab es in meiner Familie BH-verbrennende Hippies, noch stopfte man mich in Nonnentrachten und machte aus mir eine bockige Klosterschülerin. Ich wollte einfach nicht süß und lieblich aussehen; vermutlich weil ich befürchtete, dass ich genau das Gegenteil davon war, nämlich plump und ein Trampel. Auf dem riesigen Gruppenfoto meiner Konfirmation war ich das einzige Mädchen im Hosenanzug. Niemand hätte mich zum Tragen von Rock und Bluse zwingen können.

Später machte ich bestimmte Modestile einfach nicht mit, obwohl ich ein typisches Kind der Achtzigerjahre war und Klamotten à la Nena bewunderte. Nena ist fast auf den Tag genau zehn Jahre älter als ich, doch sie konnte sich bauchfreie Shirts und knappe Miniröcke leisten. Ich nicht, obwohl ich mich gerne heimlich mit ihr verglich und wie sie sein wollte. Irgendetwas hemmte mich bis ins Erwachsenenalter, und ich weiß bis heute nicht, was es war. Stets war ich zugeknöpfter als nötig, ständig hatte ich Ausreden parat, warum dieses und jenes für mich nicht galt. Schade.

Erst mit Anfang 20 wurde ich freier, und zwar genau zu dem Zeitpunkt, als ich mich erstmals auf mein persönliches Tiefgewicht von 54 Kilo runtergehungert hatte. Ich fühlte mich fantastisch, und auch die Rückmeldungen waren toll. Das schönste Kompliment aller Zeiten machte mir meine Berufsschulfreundin Nicole: „Du hast überhaupt keinen Arsch mehr." Herrlich. Keinen dicken Hintern mehr zu haben war besser als alles andere. Glücklich stellte ich mich nackt vor meinen riesigen Ganzkörperspiegel. Das Grinsen blieb mir im Halse stecken: Ich fand meine Hüften und die Beine immer noch zu dick. Mein Verstand sagte mir, dass ich nicht richtig ticke. Immerhin fühlte ich mich angezogen wohl, und nackt bekam mich nur ein kleiner Teil der Menschheit zu sehen. Doch mein Gefühl trichterte mir etwas anderes ein. *Kirsten, du hast ein Problem, sieh zu, dass du irgendwie das Gewicht hältst.* Natürlich hielt ich es nicht. Es war viel zu wenig, ich bin gar nicht so zart gedacht. Und außerdem ist auch immer alles so lecker, verdammt. Bei der Arbeit zum Beispiel war ich ständigen Versuchungen ausgesetzt.

Ich nehme mir nie Essen mit an den Schreibtisch. Das habe ich vor sehr vielen Jahren als Sekretärin noch gemacht, aber schnell gemerkt, dass so ein Verhalten mein Untergang ist. Nicht dass ich nicht auch ohne Süßigkeiten auf dem Schreibtisch dick geworden wäre, aber mit wäre es vermutlich noch schlimmer geworden. Ach, das Essen im Büro, da fallen mir viele Begebenheiten ein. Während meiner Ausbildung in einer Hamburger Anwaltskanzlei habe ich hochwertige Produkte sehr zu schätzen gelernt. Meine Chefin war durch und durch Hanseatin, und wenn sie Lust auf Baguettebrötchen mit Krabbensalat hatte, profitierte das ganze Büro davon. Gut, wir waren nur zu dritt. Aber wir haben Krabbenbrötchen für zehn gegessen. Nur wenige Fußminuten von der Kanzlei entfernt gab es eine Kantine. Wie hätte ich dazu Nein sagen können, wenn meine Chefin mir die Mahlzeiten bezahlte? Ich verdiente sehr wenig Geld und hatte sehr viel Hunger. Nach Feierabend kam mein Freund in meine möblierte Einzimmerwohnung und brachte etwas von Mäcces mit. So kam es, dass ich mit 19 Jahren das erste Mal wirklich ein bisschen Übergewicht hatte und gut 70 Kilo wog. Damals ging es noch leicht: Ich stellte das Essen fast gänzlich ein, und die Pfunde purzelten. Das war der Beginn meiner Diätkarriere, und ich begriff sehr schnell, dass ich mich nur attraktiv und willensstark fand, wenn ich erschlankte und wenig aß. Der Teufel weiß, warum ich diesen Blödsinn bis heute empfinde, aber ich komme nicht dagegen an.

Ich hatte es geschafft, wog nur noch 55 Kilo – einen einzigen Tag sogar 54 – und fühlte mich bombastisch. Nicht weil ich nun besonders toll aussah, denn ich fand mein Becken immer noch zu breit, und an der Länge meiner Beine hatte sich ohnehin nichts geändert. Nein, ich hatte mich selbst besiegt, meinen Kampf geschlagen gegen den Hunger und die Speckrollen am Bauch. Besonders wichtig aber war mir, dass ich endlich in alle Klamotten hineinpasste, von denen ich zuvor nur träumen konnte. Es mangelte lediglich an den finanziellen Mitteln, aber ich war mir bei meinen sehnsüchtigen Bummeleien am Jungfernstieg und in den Esplanaden absolut sicher, dass ich spätestens mit 30 regelmäßig dort einkaufen würde. Tja, daraus wurde dann absolut nichts. Erstens hatte mich mit 30 mein Figurproblem längst wieder eingeholt, zweitens war ich immer noch nicht vermögend genug für die Luxusboutiquen.

Später, in einer größeren Anwaltskanzlei, hatte eigentlich immer eine Kollegin etwas zu naschen dabei, und wenn nicht, zeigte unser Chef sich mitleidig, ging in der Mittagspause zum Aldi rüber und kam mit Toffifee für seine Damen wieder. Jede von uns, ob jung oder alt, quatschte ständig vom Abnehmen. Jede von uns war trotzdem dauernd am Futtern und zeigte sich besonders freundlich gegenüber jenen Mandanten, die uns etwas

Süßes mitbrachten. Frauenherzen sind so leicht zu erobern, das bewahrheitete sich bei meiner Tätigkeit in einer Computerfirma ebenfalls. Als einziges weibliches Teammitglied wurde ich regelmäßig von meinen Kollegen mit Schokolade bestochen, wenn man etwas von mir wollte. Der Büroalltag war in jeder Firma immer mitgeprägt von Leckereien, Kaffeepausen und gemütlichen Frühstücksrunden, denn gemeinsam zu essen schafft Geselligkeit und Verbundenheit. Heute arbeite ich sehr gerne zu Hause, aber die Treffen mit Kollegen in der Teeküche fehlen mir trotzdem. Immerhin muss ich nun nicht dabei zuschauen, wie sich die anderen genüsslich ihre Toffifees aus der Packung pulen; meine neue Ernährungsweise wäre im ständigen Beisein von Kollegen bestimmt schwierig geworden.

8

Es gibt ein Leben vor der Geburt meiner Kinder und eines danach. Die Leute, die mich danach kennenlernten, sind geschockt, wenn sie mich heute sehen. Für sie bin ich eine ganz andere Erscheinung als zuvor, und sie fragen sich, wie ich um Himmels willen wohl als dicke Frau ausgesehen haben mag. Ich spüre die Blicke der Menschen, egal ob männlich oder weiblich. Sie taxieren mich unauffällig von oben bis unten. Was sie wohl denken? Ich ahne es, aber ich versuche es zu verdrängen. Für meine Freunde von früher sehe ich einfach nur so aus wie immer. Zwischendurch war ich aus der Form geraten, doch jetzt bin ich wieder ganz die alte Kirsten. Das alles löst ambivalente Gefühle in mir aus. War und bin ich nicht immer derselbe Mensch? Was verrät meine Figur über mich als Person?

„Du siehst aus wie früher!“ Meine Freundinnen aus der Schulzeit freuen sich mit mir, wenn sie meinen Abnahmeerfolg sehen. Viele von ihnen kennen meinen Kampf gegen das Übergewicht gut – nicht nur von mir, sondern auch von sich selbst. Häufig sind es gemeinsam erlebte Geschichten. Wir wissen alle ganz genau, wer wann wie dick oder dünn war. Wir erinnern uns an das Gefühl, als die Klassenschönste Miniröcke anzog und man daneben wie ein Volltrottel mit Schwabbelknien aussah; der schreckliche Anblick war nur noch durch das Tragen von Bermudashorts zu toppen. Wir wissen, was wir mit 18, 21 oder 33 auf die Waage brachten, und spüren die Beklemmung noch heute, als der neue Freund uns das erste Mal an den Bauch fasste. Niemals hätte ich es für möglich gehalten, dass ich mit meinen Freundinnen dreißig Jahre lang über immer dasselbe Thema sprechen würde. Wir haben die Schule hinter uns gebracht, Ausbildungen und Studien absolviert, wir haben uns tausendmal ver- und entliebt, geheiratet und Kinder bekommen. Wir haben uns mit den Eltern gezofft, gemeinsam auf Beerdigungen geweint, Scheidungen und Krankheiten überwunden. Die Lebensläufe sind so unterschiedlich verlaufen, dass sich manche Wege zwischendurch trennten. Doch wo wir immer wieder anknüpfen können, wo jede von uns irgendwie auf der Stelle tritt und nicht einen Meter vorankommt, das ist bei unserer Figur. Warum ist das nur so? Warum gibt es kaum eine Frau, die es noch nie die Bohne gekratzt hat, dass sie nicht wie ein Topmodel aussieht? Dabei kenne ich niemanden – mich eingeschlossen –, der von sich behaupten würde, dass er schön wie Heidi Klum sein möchte. „Ich will ja nicht wie ein Model aussehen, wirklich nicht. Ich möchte einfach nur wieder wie mit 20 rumlaufen können, mich mal hübsch machen oder in Jeans und Bluse losgehen. Eine Größe 38 tragen, so wie früher." Komisch nur, dass wir auch mit 20 und Größe 38 nicht zufrieden waren. Bei mir ist das allerdings kein Wunder, denn ich trug Größe 40.

„Als ich dich neulich zufällig in der Stadt gesehen habe, war ich schon etwas geschockt. Du hast dich krass verändert, ich hätte dich kaum wiedererkannt." Zack. Das saß. Es klingt sehr seltsam, aber ich kann mich über Komplimente mein Äußeres betreffend derzeit nicht so freuen, wie ich sollte. Dabei war diese Aussage wirklich nett gemeint. Ich bekomme nahezu täglich positive Rückmeldungen, wie ich es zuvor das letzte (und einzige) Mal als junge Blondine in Tunesien erlebt habe. Minus achtundvierzig Kilo, und schon bin ich eine Heldin. Gibt es etwas Tolleres? Man bewundert meine Disziplin und findet mich attraktiv. Allein für die

Formulierung des vorangegangenen Satzes habe ich eine Viertelstunde benötigt. *Man findet mich attraktiv.* Es ist gesellschaftlich wesentlich anerkannter, sich hässlich als sich schön zu fühlen. Und doch nagen die Selbstzweifel an mir. Jetzt, da ich es geschafft habe und endlich so aussehe, wie es meiner Meinung nach zu mir passt, schleicht sich ständig das miese Gefühl der Unzulänglichkeit in mein Innerstes zurück. Kaum etwas ist schwerer für mich, als Vorher-nachher-Fotos rauszurücken. Viele verstehen nicht, dass ich nicht richtig stolz sein kann auf meine Leistung. „Das ist doch toll, wenn du zeigen kannst, wie du vorher ausgesehen hast und wie du jetzt aussiehst. Ich würde mir an deiner Stelle die alten Bilder ständig angucken." Aber ich kann das immer noch nicht, es tut mir unbeschreiblich weh. Das war doch schließlich auch ich, das bin doch auch ich! Ob heute, vor einem Jahr oder vor dreißig Jahren – drin steckt immer dieselbe Person mit denselben Gefühlen und Gedanken. Dick gleich schwach, dünn gleich stark; so geht die Gleichung. Dabei bin ich überhaupt nicht stark.

Bis zur Hochzeit hielten sich meine Gewichtsprobleme immer noch im Rahmen. Zwar war ich bis zu diesem Zeitpunkt nur selten zufrieden mit meiner Figur, aber richtiges Unglück sah anders aus. Ich hungerte mir noch ein paar Kilo ab, bevor ich in mein Brautkleid schlüpfte, und stieg kurz vorm Flug in die Flitterwochen nach Florida eher zufällig ein letztes Mal auf die Waage, irgendein amerikanisches Formular verlangte danach. 63 Kilo waren es, und ich war erneut beleidigt, dass ich ein Hochzeitskleid in Größe 42 benötigte. Andere trugen bei gleichem Gewicht eine 38, ich leider nicht.

Dass ich bereits während der Flitterwochen schwanger werden würde, hatte ich mir in meinen kühnsten Träumen nicht ausgemalt. Kinder gehörten für mich zum großen Glück dazu, und ich begann auf der Stelle zu vermuttern. Schwanger zu sein war das Wundervollste, das ich mir vorstellen konnte, und ich dachte rund um die Uhr an mein Mamadasein. In meinem Freundeskreis war ich die Erste, die mit gerade 25 Jahren ein Baby erwartete, und ich genoss die Vorfreude in vollen Zügen – besonders beim Essen. Zu meiner Verteidigung muss erwähnt werden, dass ich ganz schön allein war. Aufgrund gesundheitlicher Probleme erhielt ich vom Arzt ein Beschäftigungsverbot. Mein Mann arbeitete zu der Zeit am anderen Ende Deutschlands, ich lebte frisch verheiratet ebenfalls weit weg von meinen alten Freundinnen und saß nun untätig herum. Ich hatte sehr viel Zeit für sehr viele Leckereien. Vielleicht habe ich tatsächlich gar nicht so viel gegessen; ehrlich gesagt, weiß ich gar nicht mehr genau, was ich in mich reingestopft habe. Fakt ist, dass ich am Ende der Schwangerschaft 30 Kilo zugenommen hatte und so aussah, als würde ich jeden Moment platzen. Allerdings wog ich zwei Wochen nach der Entbindung bereits wieder 18 Kilo weniger und redete mir ein, dass ich eben sehr viel Wasser eingelagert hatte.

Mit meiner ersten Schwangerschaft begannen meine ernsthaften Gewichtsprobleme, nur wusste ich das damals noch nicht. Urplötzlich war aus einer etwas zu drallen blonden Sekretärin ein viel zu molliges Muttertier geworden. Doch es störte mich nicht besonders. Viele junge Mütter hatten Gewichtsprobleme, und ich gehörte nun einmal nicht zu den Glücklichen, die auch in den Schwangerschaften wie Models aussahen und nur ein kleines Kügelchen vor sich herschoben. Ich war in den Schwangerschaften von oben bis unten fett. Schön fand ich das nicht, aber dass ich ein ernsthaftes Problem hatte, realisierte ich erst, als meine Freundinnen nach und nach zu ihrer alten Figur zurückfanden, ich aber eher dicker als dünner wurde.

Es gab auch vereinzelte Hinweise von außen, zum Beispiel von der Mutter eines Freundes. Sie selbst war gertenschlank, genau wie ihre Kinderschar – gute Gene eben; tja, Pech gehabt. Ohne um ihren Rat gebeten zu haben, überraschte sie mich eines Tages hiermit: „Frau Wendt, wenn ich Ihnen mal einen guten Tipp geben darf: Spargel entwässert!" Ähm, ja, vielen Dank für diesen wertvollen Hinweis, aber das wusste ich theoretisch bereits vorher. Zwar entwässert Spargel auch bei mir, aber was sollen solche blöden Sprüche? Als kränkend empfand ich auch Kommentare zu meiner körperlichen Beschaffenheit vor den Schwangerschaften – interessanterweise fällt mir erst heute auf, dass diese fast ausnahmslos von der älteren Generation stammten. Ist es vielleicht doch gar nicht so, dass der Schlankheitswahn eine Erscheinung der Neuzeit ist? Ich jedenfalls bekam regelmäßig um die Ohren gehauen, dass ich *ja früher unglaublich zierlich gewesen sei und wahnsinnig schöne Kostüme getragen habe*. Dabei war ich gar nicht zierlich. Aber ich trug schöne Kostüme.

Mein erstes Kind war noch klein, aber nicht mehr so klein, als dass ich mein Übergewicht auf die Schwangerschaft hätte schieben können. Eigentlich taugte das ein, zwei Jahre lang ganz gut als Ausrede. Ungefähr die Hälfte der anderen Jungmuttis war ebenfalls aus dem Leim gegangen, und man fühlte sich wie in einem sicheren Mami-Kokon. Lauter Mütter mit ausladenden Hüften und breiten Hintern mit ihren kleinen Scheißern im Schlepptau: für mich ein ganz normales Bild. Ich finde es irgendwie natürlich, dass man sich in dieser Lebensphase verändern kann. Auf einmal ist man ständig mit der Nahrungszubereitung beschäftigt, viel mehr daheim als sonst, und der Nestbautrieb schlägt mit voller Wucht zu. Bei mir jedenfalls war es so, und ich fühlte mich nur mittelmäßig unwohl als moppelige Mama von Babys und Kleinkindern.

Drei Jahre nach der Geburt unserer Tochter wurde unser Sohn geboren. Die zweite Schwangerschaft war noch härter als die erste, und ich musste die letzten Wochen liegend verbringen. Ich war erschöpft und schlief wenig, parallel dazu tat ich das, was ich in Stresszeiten schon immer am besten konnte: essen. Leider bleibt mir so gut wie nie ein Bissen im Hals stecken, wenn es anstrengend wird; so wenig Zeit kann ich gar nicht haben, dass ich keine Gelegenheit zum Futtern finde. Je kaputter ich bin, desto mehr nehme ich zu mir. Eine dicke Mutter zu sein gefiel mir nicht. Die Komplexe steigerten sich, und ich schickte meinen Mann nach Feierabend oder am Wochenende mit den Kindern ins Schwimmbad, damit mir Badeanzug und Spießrutenlauf erspart blieben. Wenn ich heute konkret benennen sollte, was ich bei meinen Kindern verpasst habe, ist es der gemeinsame Gang ins Freibad. Ich konnte mich nur in seltenen Fällen dazu überwinden, so groß war die Scham. Immerhin war ich ehrlich und erklärte den Kindern den Grund, als sie groß genug dafür waren, es zu verstehen.

Als mein Sohn etwa zwei Jahre alt war, ging ich das erste Mal mit meiner Freundin zu den *Weight Watchers*. Ich war 30 Jahre alt, und mein Ausgangsgewicht betrug gut 80 Kilo. Wenige Wochen und viele gezählte Punkte später hatte ich bereits 5 Kilo abgespeckt und beendete die nervige Zählerei. Das war ein Fehler, denn nun ging es erst richtig los … Ich nahm 10 Kilo zu und 5 wieder ab, auf und nieder, immer wieder. Jede Diät, die mir in die Quere kam, war meine. Ob Nulldiät oder Trennkost, ob Schlank im Schlaf oder Appetitzügler – ich hatte sie alle, ich siegte fast immer. Nie jedoch machte es im Kopf so weit *Klick*, dass ich ernsthaft in Erwägung gezogen hätte, wieder zu meinem Ursprungsgewicht zurückzukehren. Ich zählte mich offiziell zu den Moppels der Nation und behauptete mir und anderen gegenüber, dass ich erst gar nicht das Ziel verfolge, je wieder in mein Brautkleid zu passen. Wozu auch? Ich wollte nur nicht *richtig* dick werden und bemühte mich um eine Form, die meiner Meinung nach zu mir passte.

Diese Form verlor ich allerdings immer mehr aus dem Blick. Als ich erstmals mehr als 90 Kilo wog, verbannte ich die Waage aus dem Badezimmer. Nur nicht hingucken, um das Elend nicht zu sehen. Doch es war nicht zu übersehen, denn immer größere Klamotten mussten her. Die Hosen wurden enger, mein Unglück wuchs. Jetzt war ich tatsächlich so dick, wie ich mich immer gefühlt hatte. War alles nur eine Frage der Zeit gewesen, damit sich mein schlechtes Körpergefühl endlich bestätigte?

Meine Diäten wurden brutaler, ich musste mich mehr anstrengen. 20 Kilo runter, 25 wieder rauf, Hungerphasen wechselten sich mit Frustfressen ab; ich geriet ins Trudeln. Bis ich gar nichts mehr abnahm. Mein Körper gab kein Gramm mehr her, und selbst wenn ich zwei Wochen lang nur einen Apfel pro Tag zu mir nahm, blieb ich die Hundertkilowalze. Ich hatte Raubbau an meinem Körper betrieben, der nur noch im Notsparprogramm lief. Ich erfuhr, dass ich zu den Personen gehörte, die mit 600 Kalorien Nahrungszufuhr pro Tag ein Kilo im Monat abnehmen könnten. Unter

Umständen. Mist. Was tun? Ich schämte mich entsetzlich und fühlte mich immer unglücklicher im eigenen Körper. So wenig zu essen – und das über Jahre – würde ich niemals durchhalten. Bis ich mein Übergewicht abgebaut hätte, wäre ich qualvoll bei meinen Schokoladenweihnachtsmannvisionen verendet.

Ärzte, Ernährungsberater und angebliche Experten hatten lauter kluge Tipps, aber jeder beharrte auf seiner Methode. Dass es unterschiedliche Wege geben könnte, auf die Idee kam niemand. Wichtig sei, dass ich mich gesund und ausgewogen ernähre. Ich wurde immer dicker, je gesünder ich mich ernährte. Von meiner immer schlechter werdenden Gesundheit fange ich gar nicht erst an, denn wenn ich nicht gerade Migräne hatte, plagten mich Knieschmerzen und Atemnot. Gegen den Bluthochdruck schluckte ich schon lange ACE-Hemmer. Mir ging es ziemlich mies, und ich fühlte mich nicht wie Anfang 40, sondern wie Ende 80. Einige Operationen später brach ich zusammen. Es ging einfach gar nichts mehr.

Man schickte mich für ganze sechs Wochen in eine Reha-Klinik. Au weia, auch das noch. Ich hatte weder Lust noch Hoffnung, aber immerhin sah ich nun einmal eine passende Gelegenheit gekommen, um vernünftig abzunehmen. Wenn die Kur sonst auch nichts bringen würde, aber eine Diät bei sehr viel Sport und sehr wenig Essen müsste doch funktionieren. Da mit mir sowieso nicht viel anzufangen war, hielt das jeder für eine gute Idee. Ich zappelte in der Muckibude herum, ließ mir Nordic-Walking-Stöcke verpassen und betrieb Aqua-Fitness. Ich aß weder Nachspeisen, noch holte ich mir heimlich Süßigkeiten am Automaten oder ging mit den anderen Insassen Torte essen. Am Ende der Reha wog ich genauso viel wie zu Beginn, nämlich 111 Kilo. „Unglaublich", sagte der diensthabende Arzt mit Blick auf mein Gewicht in den Entlassungspapieren „das ist wirklich ärgerlich und tut mir sehr leid." Mir auch.

Das war der Moment, in dem ich kapitulierte. Ich hatte die Schnauze gestrichen voll von Diäten jeder Art. In Zukunft wollte ich mich nie wieder mit dem Thema „Gewicht" beschäftigen, sondern mich mit meinem Körper aussöhnen. Auch die Ärzte und Therapeuten rieten mir dazu. Meinem Mann und mir fiel ohnehin nichts mehr ein; ich hatte genug mit der Migräne zu tun, da wollte ich mir mein Leben nicht noch zusätzlich mit Gewichtsproblemen belasten. Nein, ich war, wie ich nun einmal war, und es gab weiß Gott Schlimmeres, als zu den vielen anderen Dicken zu gehören. Es gab allerdings auch Schöneres.

Mir gelang die innere Umkehr nur bedingt. Zwar tat ich endlich nichts mehr gegen mein Übergewicht, sondern ging erstmals seit Jahrzehnten ohne schlechtes Gewissen meinen Hobbys – nämlich Kochen und Backen – nach. Außerdem versuchte ich, selbstbewusst bei Restaurantbesuchen zu sein und mir keine Gedanken darüber zu machen, wie ich mit einem Sahneeis in der Eisdiele aussehen könnte. Ich wollte endlich frei sein, war es aber nicht. Ich gab auf, weil ich keine andere Möglichkeit mehr sah, als meinen Zustand zu akzeptieren. Kreuzunglücklich war ich nicht, denn das Wichtigste in meinem Leben ist meine Familie und nicht meine Figur. Dennoch nahm ich mein Übergewicht hin, weil es keinen Ausweg zu geben schien; es war eine Mischung aus Resignation und Verdrängung. Millionen anderer Menschen müssen auch damit klarkommen, da wollte ich mich nicht besonders wehleidig anstellen.

Nur durch einen Zufall stieß ich dann auf die erste Diät, die wirklich bei mir funktionierte ... All das habe ich ausführlich in *Ich kann auch schlank* beschrieben. Noch immer kann ich kaum glauben, dass ich meine dicken und kranken Jahre tatsächlich abschütteln konnte. Sie liegen hinter mir wie ein böser Albtraum, der mich fast zwei Jahrzehnte lang immer wieder aufs Neue gequält und verfolgt hat. Ich kann diese Zeit nicht ungeschehen machen, und vermutlich brauche ich noch Jahre, bis ich realisiert habe, dass ich jetzt schlank und nicht mehr dick bin. Im Herzen bin ich immer noch ein Moppelchen.

9

Über die Migräne habe ich Bücher und Fachartikel geschrieben. Ich habe mich wegen dieser Erkrankung vernetzt, berufliche und freundschaftliche Kontakte geschlossen und dafür eingesetzt, dass man die Schmerzen enttabuisiert und ernst nimmt. In erster Linie habe ich aber darunter gelitten. Die Migräne bestimmte einen Großteil meines täglichen Lebens, sie war fast immer da. An den wenigen Tagen im Monat, an denen sie nicht da war, erholte ich mich von ihren Nachwirkungen. Ich glaube, dass ich schon als Kind Migräne hatte, aber damals nannte das noch jeder Kopfschmerzen. Bereits als Zehnjährige nahm ich regelmäßig Schmerztabletten und tröstete mich damit, dass auch viele Verwandte ständig über Kopfweh klagten. Das kam bestimmt vom vielen Grübeln und Lesen, hieß es, und die Erklärung leuchtete mir ein. Ich grübelte und las schließlich ständig.

Auch als ich älter wurde, gab es Phasen, in denen ich wochenlang nicht aus dem Schmerzteufelskreis herauskam. Ich ging zu Massagen, Ärzten und Heilpraktikern, und jeder hatte eine andere Idee, woran es liegen könnte. Doch was ich auch tat, geholfen hat rein gar nichts. Das kam bestimmt vom Stress, hieß es dann, und auch das leuchtete mir ein. Ich hatte einen doofen Job und einen noch dooferen Freund, der kopfschüttelnd attestierte: „Das ist doch alles psychisch." Damit könnte er recht gehabt haben, und ich kündigte Arbeitsstelle und Beziehung. Den Stress war ich los, die fürchterlichen Schmerzen nicht.

So richtig schlimm wurde es in meiner zweiten Schwangerschaft. Abgesehen von all den anderen Befindlichkeiten und einer Gestose, die mich ins Bett zwang und wegen der ich mich um das Baby sorgte, quälten mich Migräneattacken, die ich erstmals nicht mit Tabletten bekämpfen konnte. Der mögliche Schaden für mein Kind erschien mir viel zu riskant. Ich quälte mich durch unendliche Monate, in denen ich kaum Linderung bekam, außer stundenlang unter dem heißen Strahl der Dusche zu stehen. Ein drittes Kind habe ich nur deshalb nicht bekommen, weil ich diese Strapazen niemandem mehr zumuten wollte, schon gar nicht mir selbst.

Es folgten fast zwei Jahrzehnte Migränekarriere vom Feinsten. Wenn ich ehrlich sein soll, mag ich darüber gar nicht mehr schreiben, denn der Blick zurück tut mir fast körperlich weh. Anders als das Übergewicht, was ich zwar auch belastend und nicht schön fand, gibt es kaum etwas Heiteres, auf das ich im Zusammenhang mit Migräne zurückblicken kann. Erstaunlicherweise tat ich es währenddessen trotzdem; vielleicht fällt das unter Galgenhumor. In meinen Büchern *Migräne ist ein doofer Kopfmann* und *Migräne ist ein bisschen Psycho* habe ich beschrieben, wie es mir erging. Dort berichte ich auch von der mir seinerzeit als hirnrissig erschienenen Idee, die Migräne finde ihre Ursache in der Ernährung. Ich hatte zu dem Zeitpunkt bereits viele sogenannte Ernährungstagebücher geführt, die von Neurologen ausgewertet wurden. Waren die Nüsse schuld oder die Schokolade? Vielleicht vertrug ich keine Zitrusfrüchte oder war allergisch gegen Käse? Heraus kam nichts; man fand keine Trigger. Dass ich dabei nicht abgenommen habe, muss ich sicherlich nicht extra erwähnen.

Migräniker müssen kohlenhydratreiche Kost essen. Basta. Das steht in jeder schulmedizinischen Richtlinie für Migränepatienten und gilt als unumstößliche Erkenntnis. Mir erschien das völlig einleuchtend, genauso wie die Sache mit dem regelmäßigen Schlaf, ausreichend Bewegung und Stressvermeidung. Wenn ich nicht ausreichend Kohlenhydrate zu mir nahm – das meinte ich schließlich selbst festzustellen –, löste das sofort eine Migräneattacke aus. Hinzu kamen extreme Heißhungerattacken vor, während und nach einem Migräneanfall. Ein Mix aus Gier nach Süßem und Herzhaftem war fast immer dabei; das ist absolut typisch und keine Besonderheit. Fast jeder Migräniker kennt die seltsamen Gelüste nach Cola, Pommes und Salamibrot.

Die medikamentösen Mittel der ersten Wahl zur Migräneschmerzbehandlung sind seit vielen Jahren Triptane. Ohne Triptane hätte ich mich vermutlich längst von der Brücke gestürzt. Sie machen zwar müde und befördern einen gerne in eine gewisse Abhängigkeit – und sei sie auch nur psychisch –, aber immerhin nehmen sie einem für einige Stunden diese verdammten Schmerzen. Dass ich trotz des jahrzehntelangen Medikamentenübergebrauchs Nierenwerte wie ein Neugeborenes habe, ist bestimmt eine gute Nachricht. Dass mich die Migräne und meiner Meinung nach auch die Triptane haben fett werden lassen, ist wohl weniger gut. Beweisen kann ich es nicht, aber ich bin ja auch keine Medizinerin. Ich kann es einfach behaupten.

Und so behaupte ich auch: Die Dukan-Diät hat meine Migräne geheilt. Ich bin seit Beginn meiner neuen Ernährung so gut wie schmerzfrei. So wenige Schmerzattacken wie jetzt hatte ich vermutlich das letzte Mal als Fünfjährige. Niemand hat damit weniger gerechnet als ich. Ich habe ausschließlich wegen der Gewichtsreduktion mit der Diät begonnen und befürchtete, dass ich sie recht schnell beenden müsste, weil ich dauerhaft ohne Kohlenhydrate nicht leben könne beziehungsweise das Mehr an Migräneattacken nicht aushalten wolle.

Dass das Gegenteil eintritt, hätte ich wirklich niemals für möglich gehalten – ich hatte schließlich sogar in meinen schriftlichen Ergüssen für kohlenhydratreiche Kost bei Migräne plädiert. Niemand hat mir je etwas dafür bezahlt, dass ich nun das Gegenteil behaupte. Ich habe rein gar nichts davon, außer etwas Unverständnis bei Schulmedizinern, die denken, dass ich nun völlig übergeschnappt bin. Manche glauben, dass ich vor lauter Endorphinen gar nicht mehr zurückkann zu Schmerz und Pein. Sie sind der Meinung, dass ich wegen der Gewichtsreduktion keine Migräne mehr habe, doch das ist schlicht falsch. Meine Schmerzen reduzierten sich bereits nach wenigen Wochen der Ernährungsumstellung drastisch – das war lange bevor ich nicht mehr adipös war. Auch mein Bluthochdruck verschwand vor dem Ausbleiben der Migräne. Die Reihenfolge lautet also folgendermaßen: Kohlenhydrate, Fett und Zucker weitestgehend gestrichen, Migräne weg, Pfunde schwanden, Blutdruck normalisierte sich.

Ich muss gestehen, dass es mich ziemlich entsetzt, wie ignorant mit diesem Ergebnis umgegangen wird, denn ich bin nicht die Einzige, der es so ergeht. Es gibt einige Bücher dazu auf dem Markt, ich erhalte wöchentlich Zuschriften von anderen Betroffenen, die Identisches erleben – aber wir werden belächelt wie weltfremde Esoteriker. Als würde ich mich nur zum Spaß so verrückt ernähren, als gäbe es mir einen besonderen Kick, auf Vollkornbrot und Apfelkuchen zu verzichten. Nein, es macht mir keinen Spaß, ich würde gerne alles gleichzeitig haben: maßloses Essen, Traumbody, Gesundheit, Schmerzfreiheit.

Wie ich es auch drehe und wende, ich komme hier zu keinem für mich zufriedenstellenden Ergebnis. Jeder, der es mir nachmachen mag, kann mich gerne mit

Fragen löchern. Ansonsten frustriert es mich, wie die Schulmedizin starr auf ihren Erkenntnissen beharrt und nicht nach links und rechts schaut. In erster Linie versuche ich, froh darüber zu sein, dass ich dem ganzen Mist entkommen bin, aber manchmal kommt in mir der Missionar durch, der wie ein klassischer Exraucher das Volk zur Umkehr bewegen möchte.

Jahrelang war mein erster Satz am Morgen, noch im Ehebett: „Ich hab schon wieder Migräne." Mein Mann erkundigte sich dann, ob ich bereits eine Tablette genommen habe, und massierte mir anschließend den Nacken, weil das zumindest für den Moment ein bisschen Linderung verschaffte. Ich kann gar nicht zählen, wie oft ich mir in der Frühe wünschte, dass dieser Tag bitte so schnell wie möglich wieder vorüber sein möge. Nur nicht aufstehen, Decke über den Kopf ziehen und bitte irgendwie die Schmerzen loswerden – mehr wollte ich gar nicht. Heute sieht mein Aufwachen ganz anders aus, und mein Mann und ich freuen uns gemeinsam: „Schon wieder keine Migräne." Dass ich mein Übergewicht losgeworden bin und dem ein ganzes Buch widme, spricht für die Bedeutung in meinem Leben, doch tatsächlich ist das Ausbleiben der Migräne der eigentliche Hauptgewinn. Ich kann nicht in Worte fassen, was chronische Schmerzen für Privat-, Familien- und Berufsleben bedeuten. Nur ein einziges Wort beschreibt dieses neue Leben: Dankbarkeit.

Gegen das Vorgenannte ein Klacks, aber dennoch erwähnenswert ist meine neue Körpertemperatur. Was mir nämlich auch überhaupt nicht fehlt, ist die elende Schwitzerei. Stattdessen friere ich jetzt ständig, aber das nehme ich gerne in Kauf – ein gänzlich anderes Lebensgefühl. Wenn ich friere, ziehe ich mir eben wärmere Klamotten an, doch wenn ich als Übergewichtige wieder mal schwitzte, entschied ich mich nicht einfach so für luftigere Bekleidung. In Top und kurzer Hose rumzulaufen, war keine Selbstverständlichkeit für mich. Lieber trug ich noch eine Bluse drüber und versteckte damit die Speckröllchen. Das ist heute nicht mehr nötig, und ich genieße es sehr, meine Klamotten der Witterung entsprechend auszuwählen, anstatt ständig ans Kaschieren denken zu müssen. Als Dicke war mir ständig heiß, was vielleicht nicht nur an den Pfunden, sondern auch am Bluthochdruck lag, den ich, wie bereits erwähnt, mit ACE-Hemmern bekämpfte. Wie lange ich den Bluthochdruck unbehandelt ließ, weiß ich nicht, aber als ich vor sieben Jahren mit hochrotem Kopf, Migräne und Heulkrampf in einer Reha-Klinik eintraf, schickte man mich direkt weiter ins Krankenhaus, weil ich kurz vorm Überkochen war. Irgendwie befand ich mich in diversen Teufelskreisen, denn von der Migräne wurde der Blutdruck höher, und davon schwitzte ich wiederum mehr. Hatte ich gerade mal keine Migräne, war mir trotzdem heiß, und äußerst appetitlich anzusehende Schweißperlen verzierten den Bereich zwischen Nase und Oberlippe. Das könnte auch an den Wechseljahren gelegen haben, befand meine Gynäkologin und empfahl mir ein pflanzliches Präparat, das tatsächlich etwas Linderung verschaffte. Trotzdem gefiel mir der Medikamentencocktail nicht, und ich fühlte mich mit 40 bereits uralt.

Heute benötige ich gar nichts mehr. Mein Bluthochdruck hatte sich nach wenigen Wochen Diät verzogen, und ich konnte die Pillen in den Müll werfen. Hatte ich eigentlich noch Wechseljahrsprobleme? Keine Ahnung. Ich steh nicht so auf Arztbesuche, und darum ließ ich das entsprechende Präparat ebenfalls weg. Triptane gehörten zu meinen ständigen Begleitern. Ohne Triptane verließ ich nie das Haus, und es verging jahrelang keine Woche, in der ich sie nicht einwarf. Das viele Geld dafür kann ich heute für schöne Kleidung ausgeben.

Ich habe überhaupt nichts gegen Ärzte, ganz im Gegenteil. Weiße Kittel, Fachwissen und Kompetenz finde ich toll, immerhin bin ich mit der *Schwarzwaldklinik* aufgewachsen und weiß, worauf es ankommt. Doch genau wie in dieser Fantasiewelt kam ich mir mit der Adipositas bei Arztbesuchen vor: Alles wurde weichgezeichnet, meine Probleme hat niemand wirklich in Angriff genommen. Statt mit mir zusammen konkrete und vor allem funktionierende Behandlungspläne auszuarbeiten, unterbreiteten Mediziner und Ernährungsexperten die üblichen Dauerbrenner: Weight Watchers, Brigitte-Diät, Sportvereine, ausgewogene Mischkost, Stress aus dem Leben nehmen. Gähn. Als ob man als halbwegs intelligenter Patient nicht längst alles in der Richtung ausprobiert hätte. Man wird einfach nicht individuell beraten. Sämtliche schulmedizinischen Ernährungslehren basieren auf dem Prinzip der angeblichen Wunderwaffe *Ernährungspyramide*. Es kann ja gut sein, dass andere Menschen damit gesund und schlank werden, aber ich wurde damit krank und dick. Wenn ich das bei Hilfegesuchen glaubhaft unter Beweis stellte, erntete ich ratloses Schulterzucken. „Manche haben eben Pech, und Sie sind doch sonst ein fröhlicher Mensch." Stimmt, aber ich glaube, dass mir viele frustrierende Jahre erspart geblieben wären, wenn ich mal einen echten Experten gefunden hätte. Einen, der einen auf mich zugeschnittenen Plan erstellt oder eine konkrete Liste angefertigt hätte mit all den Dingen, die ich hätte essen sollen.

Ich habe offenbar viel zu viel Zucker und Kohlenhydrate zu mir genommen und hätte nie gedacht, dass ich vor allem Letzteres nahezu komplett streichen muss, um dauerhaften Erfolg zu haben. Meine Ärzte wussten das auch nicht oder sind der Meinung, dass ein normaler Mensch so nicht existieren kann. Wäre ich bloß früher auf Low Carb gestoßen! Doch ich beschäftigte mich nicht intensiv genug damit. Es erschien mir komplett unvorstellbar, so leben zu können. Ohne Brot, Nudeln und Kartoffeln, wie sollte das gehen? Als ich vor Jahren Trennkost und etwas später *Schlank im Schlaf* machte, habe ich das Prinzip nicht ganz kapiert. Das ergab alles einfach keinen Sinn für mich. Entweder war ich zu dumm, oder es wurde schlecht erklärt. Ich benötigte auch Monate, um Dukan voll und ganz zu verstehen, aber immerhin begriff ich schon beim ersten Lesedurchgang, was ich zukünftig darf und was nicht

Es wird höchste Zeit, dass ein Umdenken einsetzt, denn ich bin kein Einzelfall. Übergewicht kann doch nicht nur bei Vollidioten entstehen, die zu doof sind, sich richtig zu ernähren. Vielleicht sind viele der Ernährungslehren schlicht falsch und wir müssen neu konditioniert werden, damit nachfolgende Generationen nicht in dieselben Fallen tapsen wie wir. Deutschland gehört laut einer Studie über Gewichtsprobleme zu den ersten zehn Ländern weltweit, bei denen Fettleibigkeit geradezu explodiert. Damit ist die Zahl adipöser Menschen schneller angestiegen als die der Weltbevölkerung. Insbesondere die Tatsache, dass Kinder und Jugendliche immer dicker werden, ist alarmierend, denn daraus resultierende Erkrankungen wie Diabetes und Herz-Kreislauf-Probleme können die Folge sein.

Erst wenn Politiker und Mediziner erkennen, dass Adipositas kein Unterschichten- oder Überflussphänomen ist, sondern falsche Ernährung jeden betreffen kann, kommen wir vielleicht wieder in die Spur. Mir tun dicke Kinder von Herzen leid, denn ihr Weg scheint vorgezeichnet zu sein. Wenn es schon für Erwachsene unfassbar schwer ist abzunehmen, wie ungleich härter muss das für junge Menschen sein? Sie bekommen zu Hause die Dinge auf den Tisch, die ihre Eltern eingekauft haben. In der Schule und bei Freunden sind sie ständig mit den Leckereien der anderen konfrontiert – und mit den gemeinen Hänseleien der Klassenkameraden. Ich kam mir schon als Kind mit kleinem Bäuchlein zu dick vor; für ein Kind mit großem Bäuchlein muss das Spießrutenlaufen kaum auszuhalten sein. Später, in der Pubertät, wenn die anderen Teenager nicht mit ihren Reizen geizen, sind übergewichtige Jugendliche in den Hintern gekniffen. Zu der Scham für den ungeliebten Körper kommen tatsächliche Ablehnung und die Gewissheit, dass schlanke Gleichaltrige wesentlich angesagter sind.

Außerdem hat man nun mal einfach Hunger. Woher soll ein Teenie wissen, dass er zum Abendbrot lieber zwei Spiegeleier mit Putenbrust als eine Käsestulle essen sollte, wenn ihm das niemand sagt? Mir hat das jedenfalls keiner verraten, obwohl es doch wirklich kein Hexenwerk ist. Man kann etwas tun, man muss nur wissen, wie es geht – und zwar im Detail. Vage Ansagen wie „viel Obst und Gemüse, ballaststoffreiche Kost und Fisch, dafür wenig Zucker“ machen nicht schlank, sondern frustrieren. Außerdem ist Fruchtzucker nicht der beste Begleiter, um viel abzunehmen, sosehr ich das selbst bedauere. Der Körper kommt sehr wohl ein paar Monate ohne Obst aus, dafür steht eben Gemüse mit niedrigem Stärkeanteil auf dem Speiseplan. Es fehlen Listen von Produkten, die man zu sich nehmen darf. Ich habe diese Aufzählung erlaubter Lebensmittel erst gefunden, als ich eigentlich schon aufgegeben hatte. Für mich gab es wohl keine Möglichkeit, ohne dauerhaft von weniger als 600 Kalorien täglich zu leben, um überhaupt ein Kilo im Monat abzunehmen. So weit hatte ich meinen Stoffwechsel bereits nach unten diätet, dass rein gar nichts mehr funktionierte. Lediglich das strikte Kalorienzählen brachte geringen Erfolg. Alles über 1000 Kalorien pro Tag bei meiner alten Ernährung führte zur Zunahme. Mit meiner heutigen Low-Carb-Ernährung erspare ich mir die lästige Kalorienzählerei und muss glücklicherweise nicht mehr hungern.

10

Alle wollen wissen, wie ich drunter aussehe. Ich glaube, ich bin nicht ganz normal, denn mich interessiert das selbst tatsächlich weniger als die anderen. Klar, ich habe mir auch so meine Gedanken über Brust- und Bauchdeckenstraffung gemacht, aber ich gehöre nun mal nicht zu den Frauen, die darauf stehen würden, dass sich Doktor Mang, mit einem Filzstift bewaffnet, an meinen Problemzonen zu schaffen macht. „Und was macht die Haut? Hängt das nicht überall?", werde ich gefragt. Oder mit gesenkter, leicht betroffener Stimme: „Ist denn das Gewebe mitgekommen?" Gerne auch Butter bei die Fische: „Zahlt das eigentlich die Kasse, wenn man was machen lässt?" Wer so viel und schnell abnimmt wie ich, wird mit Fragen zur Hautbeschaffenheit regelrecht gelöchert. Bauch, Beine, Po und ganz vorne natürlich der Busen. Der muss doch hängen, oder?

Wem muss ich hier noch etwas über die Gesetze der Schwerkraft verraten? Warum sollte ich lügen? Ich habe nichts gegen kosmetische Chirurgie, aber ich stehe einfach nicht auf Schmerzen. Ich kann mich nur wundern, wenn sich ohnehin schon attraktive Menschen für ein paar Zentimeter mehr oder weniger quälen lassen. Trotzdem habe ich zu Recherchezwecken ein bisschen rumgegoogelt, weil ich noch nicht einmal weiß, ob es Brustverkleinerung oder Straffung heißt. Die schlagartige Gedankenumkehr fand in dem Moment statt, als ich etwas von Brustwarzen und Versetzen las. Aua! Nein, danke, so tragisch ist es dann doch nicht, dass ich mir so etwas aus rein ästhetischen Gründen antäte. Ich finde, es ist okay, wie es ist. Könnte schlimmer sein, ist es aber nicht.

Wer sich öffentlich macht, muss unbequeme Fragen aushalten. Ich übe mich in Gelassenheit und Großmut. Gut, wenn ein fünfjähriges Kind sich nach der Hautelastizität erkundigt, ahne ich, dass es vorgeschickt wurde und nicht frühkindliches Interesse den Ursprung der Frage bildet. Aber ich atme tief durch, erwäge ganz kurz, meine Bluse aufzuknöpfen und *Guck doch selbst* zu sagen, und erkläre stattdessen, dass ich wie eine ganz normale Frau aussehe. Das sind die wenigen Momente, in denen ich mich ärgere, denn sie sind übergriffig. Es kommt aber selten vor, denn fast alle Menschen scheinen sich mit mir zu freuen und fragen aus ehrlichem Interesse. Wenn ich jemanden gut kenne, zeige ich ihm meinen Körper – wohl auch aus dem Grund, weil ich sehr viel Glück gehabt habe. Keine Ahnung, warum sich die Haut so gut zurückgebildet hat. Möglicherweise bin ich auch nur besonders anspruchslos, und andere Frauen würden an meiner Stelle vor Kummer ins Kissen heulen. Aber ich finde es okay. Wäre ich jünger oder Single oder würde ins Modelgeschäft einsteigen wollen, dann hätten Bauchdeckenstraffer, Busenlifter und Oberschenkeldellenwegmacher richtig gut zu tun. Aber so bleib ich, wie ich bin.

Die radikale Veränderung meiner Ernährungsgewohnheiten hat allerdings nicht nur an meinem Körper Spuren hinterlassen, sondern auch an meiner Seele. Mein Gefühlsleben kommt kaum hinterher. So viel ich ausgefragt werde zu Hängetitten und Schlabberhintern, so wenig scheint offensichtlich zu sein, was sich in mir abspielt – obwohl es dort wesentlich chaotischer zugeht als beim Winkefleisch. Es fällt mir unendlich schwer, mein Gefühlswirrwarr zu entflechten, und wenn ich nicht im Laufe der Zeit einige Frauen kennengelernt hätte, die fast identische Erfahrungen gemacht haben, würde ich ernsthaft an meinem Verstand zweifeln. Aber es geht ihnen wie mir: Auch sie können kaum in Worte fassen, wie sie empfinden. Ich versuche es dennoch.

Ich bin so froh, dass ich es hinter mir habe. Froh ist nicht der richtige Ausdruck. Ich bin dankbar. Dankbar dafür, dass ich nicht mehr um vier Uhr in der Früh aufwache und überlege, ob ich eine Tablette gegen die Migräne einnehmen soll oder versuche, ohne Medikamente weiterzuschlafen. Ich bin schmerzfrei, fast jeden Tag. Das ist so unbezahlbar und wertvoll wie kaum etwas anderes in meinem Leben. Vielleicht wäre ich in meiner Ernährung nicht dauerhaft so konsequent, wenn nicht die Gesundheit wäre; darum bin ich also doppelt erleichtert. Ich sehe mich als Diätgewinner, der als speckiges Schweinchen zufällig in den Glückstopf gefallen ist. Danke, danke, danke!

Es macht wieder Spaß, mir Klamotten aus dem Schrank zu nehmen. Dabei spielt es keine Rolle, ob ich mich einfach nur an den Schreibtisch setze, mit dem Hund Gassi gehe oder mich für Geburtstagseinladungen und Messebesuche hübsch mache. Endlich kann ich mich wieder *wie eine Frau fühlen*, auch wenn ich die Formulierung ziemlich daneben finde. Dennoch stimmt sie, denn ich fühlte mich dick nicht ansehnlich und sexy. Mir können hundert Leute sagen, dass ich auf sie nie unattraktiv wirkte, aber ich fühlte mich nun einmal so. Betrachte ich andere übergewichtige Menschen, sehe ich nicht deren Körper, sondern interessiere mich fürs Innenleben. Schade, dass meine Maßstäbe an mich selbst so viel strenger waren als an mein Umfeld. Ich habe mir das Leben im wahrsten Sinne des Wortes schwer gemacht.

Und so landen wir bei der Traurigkeit. Ich werde sie einfach nicht los, obwohl ich doch erleichtert bin.

Klingt bescheuert, ist es vielleicht auch. All die Jahre, in denen ich lieber unsichtbar gewesen wäre und verzweifelt versuchte, diese verdammten Kilos loszuwerden. Was für eine Zeit- und Kraftverschwendung. All die Jahre, in denen ich meinte, mich erklären zu müssen: „Ich bin gar nicht verfressen. Ich habe nur Pech." Dick bedeutet schwach, schlank bedeutet stark – so ist es doch. Wer einen hübschen Körper hat, gilt als diszipliniert und gesund lebend. Leute mit runden und verschwitzten Gesichtern sehen nicht nur angestrengt aus, sie sind es auch. Das Ding ist jedoch: Ich habe mich überhaupt nicht verändert. Ich bin ich, immer noch oder wieder. Meine Gefühle haben sich nicht geändert, ich bin genauso lustig oder schwermütig wie zuvor, ich mag die gleichen Sachen anschauen, interessiere mich für dieselben Geschichten und lache furchtbar gerne.

Es ist nicht zu erklären, ich spüre es schon wieder. Einerseits ist mir klar, dass ich selbst es war, die sich im Weg stand. Andererseits behaupte ich, dass die Außenwelt mir das Gefühl gab, unzulänglich zu sein. Ja, was denn nun? War ich selbst schuld an meinem mangelnden Selbstbewusstsein, oder waren es die bösen Medien mit ihren retuschierten Fotografien und all die oberflächlichen Menschen um uns herum? Warum nur war und ist es mir so wichtig, dass ich in das Bild der schlanken Durchschnittsfrau hineinpasse? Aus tiefstem Herzen beneide ich diejenigen, die sich auch mit deutlichem Übergewicht in ihrer Haut wohlfühlen. Ich konnte das nicht, denn mich beschäftigte meine Außenwirkung, und ich konnte mich nicht entspannen. Wenn eine dicke Frau einen Raum betritt, registrieren die Männer das kaum. Sie schauen einfach wieder weg. Doch die anderen Frauen denken die unterschiedlichsten Dinge.

Wie sieht die denn wieder aus, die hat doch zugenommen!

Die Arme! Bin ich froh, dass ich nicht so aussehe.

Ach du Schande, jemand sollte ihr sagen, dass sie neue Klamotten braucht.

Am besten nur in ihr Gesicht gucken, damit sie sich nicht schlecht fühlt.

Ob ich sie anlüge und ihr sage, dass sie gut aussieht?

Früher war sie so schön schlank, aber jetzt …

Übertrieben? Ich glaube nicht. Fast jede von uns denkt *irgendetwas*, wenn sie eine stark Übergewichtige trifft, aber sie denkt nichts Besonderes, wenn sie eine Normalgewichtige sieht. Anders verhält es sich wieder bei Frauen mit deutlicher Traumfigur. Da ist in erster Linie grenzenlose Bewunderung zu verspüren, dicht gefolgt von Ratlosigkeit und Neid. Die Männer hingegen schauen genauer hin:

Oh, die sieht gut aus, toller Körper, bestimmt im Bikini der Hammer.

Als ich vor einigen Monaten das erste Mal wieder in ein körperbetontes Kleid schlüpfte und mir Schuhe mit hohen Absätzen anzog, war das komisch. Ich sah mich endlich wieder selbst im Spiegel, also die Person, die ich vor zwanzig und mehr Jahren war und die zwischendurch inmitten vieler Fettpolster verschwunden war. Mein Mann freute sich wie immer mit, denn auch er hat so ziemlich jedes vorstellbare Gewicht bei mir miterlebt. Nie hat er mich spüren lassen, wie unvorteilhaft ich in manchen Kleidungsstücken aussah, nie hat er mir Vorhaltungen gemacht. Aber natürlich sehe ich jetzt besser aus, und natürlich findet er das gut. In erster Linie allerdings ist er froh, dass ich mich selbst wieder leiden mag, denn damit, dass seine eigentlich extrovertierte Frau sich immer mehr versteckte, kam er nicht gut klar.

Ich glaube, dass sich niemand, der nie wirklich dick war, vorstellen kann, wie schwer es ist, so viel Gewicht abzubauen. Angeblich ist es mit FdH und Weight Watchers wahnsinnig leicht und effektiv, aber ich kann das nicht bestätigen. Es ist genauso schwer wie jede andere Diät auch. Mir fällt es wesentlich leichter, gar nichts zu essen, als kontrolliert zu essen. Einem Alkoholkranken rät man im Regelfall auch nicht zu zwei Flaschen über den Tag verteilt, sondern zur totalen Abstinenz. Das geht beim Essen aber nicht, und das machte es für mich so schwer. Auch die Theorie des langsamen Abnehmens, weil man dann angeblich nicht den Jo-Jo-Effekt erlebt, trifft auf mich nicht zu. Ich habe alles versucht, jede Diät probiert, langsam und schnell. Zugenommen habe ich trotzdem immer wieder. Erst jetzt bei der komplett veränderten Ernährungsgewohnheit funktioniert es, und ich muss mich manchmal dafür rechtfertigen. Allerdings immer nur bei Leuten, die keine Gewichtsprobleme kennen oder meinen, dass acht Kilo zu viel auf den Rippen ein ernsthaftes Problem darstellen. Das ernsthafte Problem geht aber erst bei mindestens zwanzig Kilo los. Die kann man nicht nebenbei abwerfen, denn bei nur einer einzigen Sünde im Monat hat man das abgehungerte oder abtrainierte Kilo wieder drauf. Um sich vorstellen zu können, wie sehr man unter dem sichtbaren Ergebnis einer vermeintlichen Esssucht leidet, muss man es selbst erlebt haben; davon bin ich inzwischen fest überzeugt, denn nicht nur ich empfinde das so, sondern auch in den vielen Leserbriefen, die mich erreichen, spiegelt sich diese Ansicht wider. Außenstehende können oft einfach nicht nachvollziehen, wie man sich dermaßen kasteien kann, obwohl es doch anders so viel einfacher ist. „Aber du darfst doch bestimmt jetzt wieder normal essen; du bist doch inzwischen schlank?", wird man mitleidig gefragt und sieht das Entsetzen in den Augen, wenn man verneint. „Du kannst doch nicht für immer auf Brot verzichten!" Ich verstehe das. Ich konnte es mir ja selbst nicht vorstellen.

Ich werde mich wohl für den Rest meines Lebens mit dem täglichen Gang auf die Waage kontrollieren müssen, um Sicherheit zu haben. Mein Körpergefühl ist völlig futsch; ich habe, wenn ich ein paar Tage verreist bin und keine Waage dabeihabe, keinerlei Ahnung, ob ich zu- oder abgenommen habe. Grundsätzlich fühle ich mich in solchen Fällen eher dicker als dünner und wundere mich dann zu Hause sehr, dass ich tatsächlich gar nicht zugenommen habe. Das klingt ganz schön essgestört, ich weiß. Ich kann mich allerdings kaum noch an die Zeiten erinnern, in denen ich nicht essgestört war.

11

Erst das Vergnügen, dann die Arbeit: So halte ich es morgens am Schreibtisch, seit ich mein eigener Chef bin. Bevor ich mit dem Schreiben anfange, quatsche ich auf Facebook, checke Zugriffszahlen meiner Homepage und beantworte E-Mails. Fanpost finde ich toll; und so freute ich mich auch vor Monaten über die Zuschrift einer neuen Leserin, der das Schlank-Buch gefallen hatte. Wir mailten ein bisschen hin und her, plauderten über Gewichtsfrust und Haferkleiekekse – bis ich realisierte, mit wem ich da schrieb. Ich fiel vor Schreck fast vom Stuhl, als ich begriff, dass da keine Geringere als die Bestsellerautorin Wiebke Lorenz, die mir bis dahin besser unter ihrem Pseudonym Anne Hertz bekannt war, mit mir korrespondierte. Wow, Wiebke Lorenz las mein Buch! Es kam noch besser, denn sie ebnete mir einen wichtigen beruflichen Weg und bot mir zudem einen Beitrag für dieses Buch an, der mir aus der Seele spricht. Hier ist er; ich bin stolz und glücklich über Wiebkes Kapitel.

Wiebke Lorenz
Das Maß meines Hinterns

Vorbemerkung:

Als Kirsten Wendt mich fragte, ob sie meine Geschichte „Das Maß meines Hinterns" für ihr neues Buch haben könne, habe ich sofort Ja gesagt. Es ist zwar schon zwölf Jahre her, dass ich sie für eine Anthologie mit dem Titel „Im Schrank" geschrieben habe – aber ich denke, sie hat trotzdem nichts an Aktualität eingebüßt. Auch wenn ich das grüne Kleid, um das es in dem Text geht, nicht mehr besitze (zum Glück nicht!).

Ich bin schlank, das weiß ich. Und ich kann mir vorstellen, dass jetzt viele denken, dass eine Frau mit Kleidergröße 36 doch wohl bitte nicht über Gewichtsprobleme schreiben darf. Das sehe ich anders. Denn: Ob man sich in seinem Körper wohlfühlt oder nicht, ist oft auch eine Kopfsache. Mein Kopf hat ziemlich lange gebraucht, bis er das begriffen hat. Und bis heute beschäftige ich mich – mal mehr und mal weniger leidenschaftlich – mit dem Thema „Gewicht", sonst hätte ich wohl kaum Kirstens (sehr unterhaltsames!) Buch gelesen.

Denn: Ich höre zwar oft von anderen Leuten, dass ich ja wohl alles essen könne, ohne zuzunehmen – aber das ist leider nicht wahr. Im Gegenteil: Wenn ich nicht sehr darauf achte, gehe ich ziemlich schnell auseinander. Es ist vermutlich völlig uncool, das offen zuzugeben, denn ein lässig hingeworfenes „Ach, darüber mache ich mir überhaupt keine Gedanken!" wirkt natürlich viel selbstbewusster und entspannter. Aber es ist nun mal nicht so. Von Bratkartoffeln mit Speck und Nudeln in Sahnesoße nehme ich genauso schnell zu wie andere Menschen auch.

Ich persönlich – und damit meine ich MICH ganz persönlich – bin der festen Überzeugung, dass Kirstens Weg ein guter ist, um dauerhaft schlank zu sein, ohne Kalorien oder Punkte zu zählen, sich permanent zu kasteien oder sonst wie verrückt zu machen. Und zwar nicht als Radikaldiät, sondern als Ernährungsumstellung, an die man sich die meiste Zeit hält. Mir persönlich – und wieder nur MIR GANZ PERSÖNLICH! – hat die Erkenntnis, dass mein Körper auf Kohlenhydrate nicht sonderlich gut reagiert, viel gebracht.

Wie gesagt: Ich stehe dem Thema „Gewicht" heute wesentlich entspannter gegenüber als zu dem Zeitpunkt, als ich „Das Maß meines Hinterns" schrieb. Zum einen, weil ich endlich begriffen habe, dass ich schlank bin – zum anderen, weil ich mich meistens (meistens, nicht sklavisch!) so ernähre, wie Kirsten es beschreibt. Seit ich das tue (schon seit ein paar Jahren), haben die Kamikaze-Aktionen und meine Gewichtsschwankungen, von denen ich in meiner Geschichte erzähle, aufgehört. Und ich muss auch nicht mehr unters Sauerstoffzelt, wenn ich nach Weihnachten oder einem Urlaub (oder einfach auch nur nach einer längeren „Scheiß drauf – her mit den Pommes!"-Phase) ein paar Kilo mehr wiege, denn ich weiß ja, dass ich mich schnell wieder auf mein Wohlfühlgewicht bringen kann. Nur eines habe ich nicht erreicht und werde es wohl auch nie: Es ist mir immer noch nicht egal, ob ich 60 oder 80 Kilo wiege. Aber das muss ja auch nicht sein, jeder hat seine Macke.

So, und jetzt viel Spaß mit meiner Geschichte!

In meinem Schrank hängen Kleidungsstücke in den Größen 36 bis 42. Wie sich das für eine normale 31-jährige Frau mit langjähriger Karriere als Essgestörte gehört. Bei einer Größe von 1,72 Metern wiege meistens um die 60 Kilo – und wenn ich morgens aufstehe und abends schlafen gehe, ist mein erster und mein letzter Gedanke: Ich bin zu dick.

Ich war dreizehn Jahre alt, als meine Kindheit figurtechnisch gesehen schlagartig endete. Es passierte in der Schule, an einem völlig unspektakulären Tag. Eine Freundin meiner Eltern arbeitete zu der Zeit bei einer Modefirma, und manchmal brachte sie meiner Schwester und mir ein paar Sachen mit. So auch eine Jeans, die mit glitzernden Silberfäden durchzogen war. 1985 war das todschick, und ich liebte diese Hose. Bis zu jenem Tag. Bis zu dem Moment, als ich zusammen mit meiner Schulkameradin Kirsten in die große Pause ging. Auf dem Weg vom Klassenraum runter in den Hof sah sie mich auf einmal so komisch von der Seite an, warf einen missbilligenden Blick auf meine Oberschenkel und stellte dann fest: „Für diese Hose sind deine Beine zu dick." Aus. Vorbei. Nur dieser einzige Satz. Als ich am Nachmittag nach Hause kam, stopfte ich die Jeans ganz hinten in meinen Kleiderschrank und zog sie danach nie wieder an. Mein körperlicher „Fall into Consciousness".

Aber ich hatte Glück: Schon kurz nach diesem Ereignis kamen enge Röhrenjeans aus der Mode; auf einmal steckten alle in diesen weiten Vanilla-Hosen, unter denen man sogar Tentakel hätte verstecken können. Also hatte Kirsten keinen Grund mehr, mich auf meine zu dicken Beine hinzuweisen. Aber ich wusste ja, dass sie da waren. Und ich fing an, sie zu hassen. Ich hatte keinen Körper mehr, in dem man halt irgendwie lebte. Ich hatte einen Körper, der mehr und mehr zu meinem Feind wurde.

Damals machte ich meine erste Diät, und meine Eltern wunderten sich etwas, warum ihre Tochter, die mit 1,65 Metern etwa 55 Kilo wog, auf einmal nur noch Salat essen wollte. Teenager halt, und dann noch in der Pubertät, denen fällt ja jeden Tag etwas Neues ein. Und mir fiel eine Menge Neues ein: Ich fing an mit Kniebeugen und Sit-ups. Beäugte mich kritisch in meiner Reithose, bevor ich nachmittags in den Stall radelte. Entdeckte im Fernsehen Aerobic-Sendungen und meine Leidenschaft für exzessiven Sport. Ließ meine Mittagsessen heimlich im Mülleimer verschwinden und fand abends immer öfter Ausreden, warum ich überhaupt nicht hungrig war. Oder eine Möglichkeit, das verhasste Essen mit Abführmitteln oder durch Kotzen wieder loszuwerden. Angetrieben von nur einem Gedanken: Ich will dünn sein! Ich will dünn sein!

Mit sechzehn hatte ich dann das zweite Erlebnis, das meinem unbeschwerten Körpergefühl endgültig den Garaus machen sollte. Bei einer Karnevalsfeier des katholischen Jugendtreffs. Ich besuchte ein Mädchengymnasium, also fanden solche Feten meistens zusammen mit einer Parallelklasse der Knabenschule statt. Kai hieß der Junge, in den ich damals ganz schrecklich verliebt war. Wie fast alle meine Klassenkameradinnen, denn er war mit Abstand der hübscheste Kerl unserer Nachbarschule. Für die Party verkleidete ich mich als Chinesin und durfte dazu ausnahmsweise den schwarzroten Seidenkimono meiner Mutter anziehen. Ich weiß noch, dass ich mit meinem Kostüm mehr als glücklich war, als ich mich auf den Weg zu der Fete machte. Da wusste ich noch nicht, dass ich den Kimono ein paar Stunden später am liebsten mit einer Nagelschere in seine Einzelteile zerlegt hätte.

Kai war schon da, als ich bei der Party ankam. Er ging als Seeräuber, trug ein romantisches weißes Rüschenhemd, eine Augenklappe und ein rotes Kopftuch. An seinem linken Ohr baumelte ein großer goldener Piratenohrring. Genau der sollte mir zum Verhängnis werden. Denn als ich irgendwann an diesem Abend an ihm vorüberging und ins Stolpern kam, blieb ich an seinem Ohrring hängen und riss ihn dabei herunter. Glücklicherweise war es nur ein Clip, so dass Kai nicht verletzt wurde. Aber trotzdem bückte er sich nach seinem Ohrring, hob ihn auf und sah mich dann böse an. „DU DUMMES DICKES DING!“, sagte er, klippte das goldene Schmuckstück wieder an und ließ mich einfach so stehen. Manchmal frage ich mich, ob er sich heute noch daran erinnert. Wahrscheinlich nicht.

Von diesem Zeitpunkt an haderte ich täglich mehr mit mir und meiner Figur. Und ich fragte mich immer öfter, warum denn ausgerechnet ich in diesem furchtbaren Körper gefangen sein musste, der so gar nicht zu mir passte. Warum konnte ich nicht aussehen wie die Models im Fernsehen und in den Zeitschriften, warum durfte ich nicht essen, was ich wollte, ohne sofort davon zuzunehmen? Ich fand das alles ganz schrecklich ungerecht, fühlte eine Last auf mir, mit der ich immer weniger fertig wurde. Manchmal hätte ich mir am liebsten die Haut heruntergerissen, meine Beine mit einem Messer bearbeitet, halt irgend etwas getan, um mein Ich aus mir selbst zu befreien.

Meine Hungerkuren nahmen immer radikalere Formen an, ich opferte mein Taschengeld, um mir bei einer windigen Diätfirma Spritzen verpassen zu lassen, mit deren Hilfe man mühelos mit 300 Kalorien am Tag auskommen sollte; ich schluckte Tabletten, mixte mir Formula-Drinks, rannte jeden Tag acht Kilometer. Alles nur um endlich diesen Ballast abzuwerfen, den ich meiner Meinung nach mit mir rumschleppte. Und um vor mir selbst wegzulaufen.

Mein Körper fand seinen eigenen Weg, sich für das, was ich ihm antat, zu rächen: Er fing an, zwischen extremen Gewichtsunterschieden hin und her zu pendeln (zwischen 55 und 80 war alles dabei). Kaum hatte ich ihm mühsam ein paar Kilos abgerungen, schnellte der Zeiger der Waage wieder nach oben. Jedes Mal ein Stückchen höher, und jedes Mal nahm ich mir vor, mich einfach noch ein bisschen mehr anzustrengen, um ihn in den Griff zu bekommen. Und weil ich mich immer unwohler fühlte, versuchte ich, mich zu verstecken. Das notwendige Kriterium beim Klamottenkauf war auf einmal nicht mehr „gefällt mir“, sondern „macht dünn“. Gleichzeitig fing ich an, bei allen Sachen, die größer als 38 waren, die Schildchen herauszuschnippeln, damit ich beim Anziehen nicht daran erinnert wurde, dass mein Körper jenseits der „Norm“ lag.

Ein paar Jahre und etwa hundert Diäten später – ich habe sie alle durch, von Atkins über Heilfasten bis hin zu den Weight Watchers – entdeckte ich in einem kleinen Ort auf Gran Canaria ein grünes Kapuzenkleid, das zu hundert Prozent dem „Macht dünn“-Kriterium entsprach. Zwar war ich zu der Zeit mit 57 Kilo bei einer Größe von 1,72 Metern sowieso schon dünn – aber als ich das Kleid anzog und feststellte, dass es mich noch viel, viel dünner machte, war es eine Sekunde später gekauft. Es hätte wohl auch ein Jutesack sein können, schon längst war das Schlanksein bei mir zur fixen Idee geworden. Noch am gleichen Abend trug ich das Kleid stolz durch die Straßen von Playa del Ingles, alle Herzen flogen mir zu. Jedenfalls kam es mir so vor, auf einmal war ich ganz nah dran an dem Gefühl, einen perfekten Körper zu haben.

Von diesem Moment an wurde das Kapuzenkleid zum Maß aller Dinge. Oder auch zum Maß meines Hinterns. Denn sobald ich mehr als fünf Kilo zunahm, fing es an, über meinem Po zu spannen. Dann wusste ich: Hungerkur. Mehr und mehr hing mein seelisches Gleichgewicht vom Sitz dieses Kleides ab; manchmal zog ich es wochenlang nicht an, aus lauter Angst, es könnte zu eng sein und mir damit meine Lebensfreude rauben.

Wenn ich zu einer Party eingeladen war und kurz vorher feststellte, dass ich den Hintern-passt-in-Kleid-

Test nicht bestehen würde, sagte ich einfach ab. Kopfschmerzen, Übelkeit, halt irgendetwas, damit ich nicht unter Leute gehen und meinen schrecklichen Körper zeigen musste. Und mehr als einmal kam es vor, dass ich eine Feier oder ein Abendessen mit Freunden von jetzt auf gleich verließ, weil ich mich auf einmal ganz furchtbar dick fühlte und nur noch nach Hause wollte, um mich unter meiner Bettdecke zu verkriechen. Ständig verglich ich mich mit anderen: Bin ich dicker als die oder nicht? Sehe ich auch so aus, oder wirke ich neben ihr schlanker? Ich sezierte mich selbst permanent mit kritischen Blicken, unter denen mein Körper keine Gnade fand. Gleichzeitig war ich der festen Überzeugung, dass alle mich anstarrten, als sei ich ein Monster. „Guck mal, die Dicke!" Oder wie Kai: „Du dummes dickes Ding!"

Schon längst hatte ich jede gesunde Selbstwahrnehmung verloren. Ich brauchte manchmal mehrere Stunden, um in meinem Schrank überhaupt irgendetwas zu finden, mit dem ich mich auf die Straße trauen könnte. Und wenn ich dann manchmal Glück hatte und ein Kleidungsstück erwischte, in dem ich mir schlank und leicht vorkam, war es, als könnte ich wieder frei atmen, wieder ganz ich selbst sein. Aber nur so lange, bis ich zu viel gegessen hatte, an einem unvorteilhaften Spiegel vorbeiging oder irgendetwas anderes passierte, was mich wieder unförmig fühlen ließ. Und immer hatte ich die Hoffnung: Irgendwann, wenn du erst einmal älter und gelassener bist, hört es auf. Dann kümmert es dich nicht mehr. Wenn du richtig erwachsen bist, hast du ganz andere Sorgen, dann kreisen deine Gedanken nicht mehr den ganzen Tag darum, was du essen darfst und was nicht und in welchen Sachen du gut aussiehst.

Aber es hörte nicht auf. Von allein passiert das nicht. Ich war längst erwachsen, hatte mein Studium und meine Ausbildung als Journalistin hinter mir, hatte zwei Romane veröffentlicht und war wohl das, was man beruflich erfolgreich nennt. Und während Freunde und Kollegen mir immer wieder sagten, wie glücklich und zufrieden ich mit meinem Leben doch sein könnte, dachte ich nur: Ihr seht ja nicht, wie mickrig und wertlos ich in Wirklichkeit bin. Ich bin erst glücklich, wenn ich dünn bin. Wenn ich es geschafft habe. Ich wollte es verdammt noch mal schaffen! Mir kam es vor, als wäre ich eine Versagerin, weil ich immer wieder daran scheiterte, meine Figur so hinzukriegen, wie ich sie haben wollte. Beruflicher Erfolg, schön und gut, aber das war nicht das, was für mich wirklich zählte.

Als ich mein erstes Drehbuch an einen Fernsehsender verkaufte, freute ich mich natürlich darüber – aber ich glaube fast, über fünf Zentimeter weniger Taillenumfang hätte ich mich mehr gefreut. Beim Dreh zu diesem Film bot der Regisseur mir sogar an, eine winzig kleine Statistenrolle zu übernehmen. Klar hatte ich dazu Lust, ich fand die Idee ungeheuer spannend. Aber sofort war da ein anderer Gedanke: Was soll ich dafür anziehen? Ich bin zu dick! Und im Fernsehen sieht man ja bekanntlich noch viel, viel dicker aus. Wollte ich mir das wirklich antun? Ich wollte. Und doch auch nicht.

Ich ging shoppen und suchte nach möglichst vielen Dünnmachklamotten, in denen ich meinen kleinen Gastauftritt neben all den kleinen, zarten Schauspielern überleben würde. Und während ich am Set stand und meinen einen kurzen Satz wieder und wieder von mir gab, betete ich innerlich: Bitte, bitte mach, dass ich in der Szene nicht dick aussehe. Ich dachte nicht über einen möglichen Versprecher nach oder dass ich irgendetwas anderes falsch machen könnte, ich zog meinen Bauch ein und konzentrierte mich darauf, möglichst schwindsüchtig auszusehen. Wenn ich mir den Film heute angucke, halte ich mir an der Stelle, an der ich wie eine Walküre durch das Bild stapfe, noch immer die Augen zu.

Im Moment passt das grüne Kapuzenkleid. Und während ich das hier schreibe, habe ich Hunger. Und es ist mir peinlich. Aber ich will es trotzdem aufschreiben, weil es wichtig ist. Weil ich glaube, dass ich längst nicht die Einzige bin, die sich seit fast zwei Jahrzehnten selbst kasteit, um irgendeinem Idealbild zu entsprechen – mit dem ich dann letztendlich auch nicht glücklicher bin. Das weiß ich jetzt.

Denn mittlerweile hat sich etwas geändert: Mithilfe von wirklich guten Freunden, langen Gesprächen und Büchern habe ich irgendwann entdeckt, dass das Problem nichts mit meiner Figur oder mit meinen Klamotten oder mit meinem Gewicht zu tun hat. Es ist in mir, und ich habe keine Lust mehr, all mein Glück von meiner aktuellen Kleidergröße oder der Zahl auf der Waage abhängig zu machen. Und wenn mir ein Mann etwas Nettes über meine Figur sagt, will ich es einfach annehmen können und nicht automatisch denken, dass er sich über mich lustig macht und das doch gar nicht ernst meinen kann.

Genauso will ich aufhören zu glauben, dass, wenn ich verlassen werde, mein Körper der einzige Grund dafür ist. Ich will frei sein, frei sein, frei sein! Frei von diesen ständigen Grübeleien, den permanenten Vergleichen mit anderen, will endlich ganz ich sein, egal, ob „ich" 50, 60, 70 oder 80 Kilo wiegt.

Manchmal gehe ich jetzt zu meinem Schrank, ziehe irgendetwas an und versuche es als das zu sehen, was es ist: ein Stück Stoff. Keine Messlatte für meinen eigenen Wert. Und auch wenn ich vielleicht auf dem richtigen Weg bin und merke, dass es mit jedem Tag ein bisschen besser wird, habe ich noch eine ganze Strecke zurückzulegen. Aber ich gebe die Hoffnung nicht auf. Eines Tages bin ich so weit. Dann geht mir das Maß meines Hinterns da vorbei, wo es sollte – am Arsch.

12

„Du musst unbedingt auch über deine Wirkung aufs andere Geschlecht schreiben!“, bittet meine Freundin. O Gott, muss ich wirklich? Das finde ich wirklich unangenehm, zumal auch Männer dieses Buch lesen werden, über die ich dann berichten müsste. Na gut, ich gebe mir einen Ruck und überwinde diese Peinlichkeit. Jungen und Männer – meine sexuelle Ausstrahlung hing für mich ganz wesentlich vom eigenen Körpergefühl ab. Mein Mann hat mich schlank kennengelernt und seitdem eine Achterbahnfahrt durch dick und dünn miterlebt. Glücklicherweise hörte ich nie ein böses Wort von ihm, sondern erfuhr – besonders im vergangenen Jahr – seine fast unglaubliche Unterstützung. Davor gab es diverse Erlebnisse mit dem einen oder anderen Jüngling, die sich beim Griff an meinen Bauch überrascht zeigten.

Da waren zunächst die Jungs von damals. Besonders gemein verhielten sie sich mir gegenüber eigentlich nie, aber meine Antennen hatte ich grundsätzlich auf besonders scharfen Empfang eingestellt. Von Freundinnen und Bekannten weiß ich, dass man ihnen auch mal *fette Sau* entgegenschleuderte. Glücklicherweise bin ich davon verschont geblieben; vielleicht auch, weil ich nach außen den Eindruck einer besonders selbstbewussten und burschikosen jungen Frau vermittelte. Liebe Männer, das war alles nur gespielt, ich tu nur so. Wie alle anderen Mädels fürchtete auch ich mich davor, dass jemand nach einer Nacht mit mir seinen Kumpels auf die Frage, wie ich nackt aussehe, antworten würde: „Ich habe einen guten Wal getroffen.“

Ein fester Freund von damals zum Beispiel schwärmte mir regelmäßig von den tollen langen Beinen seiner Exfreundin vor. Sie hatte auch wirklich tolle lange Beine, und ich konnte ihm nur beipflichten. Man ist schließlich tolerant und frei von albernen Eifersüchteleien. Dennoch bedeutete das im Umkehrschluss für mich, dass meine Beine bestenfalls Mittelmaß waren. Eher schlechter. Ganz schlecht.

Oder die Sache mit meinem allerersten Schwarm überhaupt. Es brauchte Jahre, bis er mich endlich wahrnahm und begeistert mit den Worten umgarnte: „Wer ist denn dieses durchtrainierte Wesen, das habe ich ja kaum wiedererkannt." Keine Frage, ich musste mich natürlich mit ihm treffen, denn besser konnte man mich gar nicht bauchpinseln. Ich hatte mich gerade erfolgreich auf 58 Kilo runtergehungert und mir ein Oberteil bei H&M in Größe S gekauft. Dass der Beau, dessen ebenso ansehnliche Schwester als Model jobbte, meine Qualitäten erkannte und sogar bemerkte, dass ich neuerdings ins Fitnessstudio ging, machte ihn trotz seiner langweiligen Ausstrahlung nur noch göttlicher. Vielleicht war er besonders schlau, weil er genau wusste, was Frauen hören wollen. Vielleicht aber auch nicht, denn unser just begonnenes Techtelmechtel endete für mich genau in dem Moment, als er mich von hinten umarmte und sagte: „Oh, das sieht man mit Klamotten gar nicht, dass du einen kleinen Bauch hast." Da war es wieder, mein kleines Bäuchlein. Ich befreite mich aus der unangenehmen Position und ging zurück zu meinem Exfreund. Dem war ich zwar auch etwas zu mollig, aber der hatte sich immerhin bereits an mich gewöhnt. Seine Mutter, die in einem Sportgeschäft arbeitete, meinte es nicht böse, wenn sie sich darüber erstaunt zeigte, dass der Trainingsanzug in 38 mir am Hintern zu eng war. Sie wunderte sich eben. Und ich schämte mich.

Nur durch die Blume gab mir ein sonst sehr einfühlsamer Typ zu verstehen, dass ich eigentlich nicht so ganz seinem Beuteschema entsprach. Er auch nicht meinem, denn er war höchstens einen Zentimeter größer als ich; da konnte er noch so oft betonen, dass er als Kind für eine Sonderedition der *Kinderschokolade* Modell gestanden hatte. Aber für seine Körpergröße konnte er schließlich nichts. Über seine Verflossene, die etwa das Format einer Kylie Minogue hatte, berichtete er, sie sei wie ein *kleines Mäuschen zum In-die-Tasche-Stecken* gewesen. Wenn er sich Bilder von ihr anschaute, nannte er sie *meine Dicke*. Wie er da wohl mich rückblickend nannte?

Ja, ich war immer sehr empfänglich für Äußerungen meine Figur betreffend. Zwar kann ich neben einer verkorksten Figur auch mit schiefen Zähnen und einer krummen Nase dienen, aber diesbezüglich verfüge ich über ein riesengroßes Selbstbewusstsein. Wer mir eine Zahnspange empfiehlt, ist raus. Wer mir allerdings einen Besuch im Fitnessstudio empfiehlt, bereitet mir Stresspickel.

Immerhin hatte ich früher nie Probleme, irgendwo einen Typen aufzugabeln – und als ich genug davon hatte, heiratete ich den besten von allen. Bei dieser Wahl hatte ich unwahrscheinliches Glück. Er allerdings auch. Wir kannten uns zwar schon einige Jahre als Kollegen, aber da er älter ist als ich und zudem noch mein Vorgesetzter war, interessierte ich mich nicht für ihn. Das änderte sich eines Tages schlagartig – nach wenigen Monaten Beziehung standen wir vorm Traualtar, und genau neun Monate später wurde unser erstes Kind geboren. Die figürliche und gesundheitliche Entwicklung betrifft also nicht nur mein Leben, sondern auch das meines Mannes.

Eine Freundin fragte mich neulich, ob mein Mann wirklich *nie was gesagt* hat. Allein diese Frage veranschaulicht, unter welchem Druck wir Frauen häufig stehen. Nein, er hat wirklich in 20 gemeinsamen Jahren, in denen ich insgesamt sicherlich insgesamt 150 Kilo zu- und wieder abgenommen habe, nie etwas Böses über meine Figur gesagt. Ich weiß das wirklich zu schätzen – erstens, weil ich es vorher anders erlebt habe, und zweitens, weil ich ahne, dass es eine Ausnahme ist. Jetzt verhält es sich so, dass er mich mit Komplimenten überschüttet, mehrmals täglich, bei jeder Gelegenheit. Und ich spüre, dass da wieder dieser alte Bekannte auftaucht, der schale Beigeschmack. Aha, flüstert er mir zu, sehr interessant, war es wohl doch nicht so unwichtig, wie ich aussah. Aber ich bringe die Stimme zum Schweigen, denn das Problem liegt in mir, nicht in anderen.

Es gibt natürlich auch noch andere Männer, selbst als verheiratete Frau ist mir diese Tatsache bewusst. Wann schauten mir diese Männer nicht mehr hinterher oder vielmehr: *Warum* schauten sie mir nicht mehr hinterher? War das zum gleichen Zeitpunkt wie bei allen anderen Frauen auch, nämlich etwa um die 40er herum? Lag es an meinem Alter, an meiner Figur oder an beidem? Ich habe mich nie darüber beschwert und äußere mich ausgerechnet in diesem Buch erstmals zu diesem Thema. Irgendwie war ich wohl der Meinung, dass es besonders schlau rüberkommt, wenn einem solche Banalitäten noch nicht einmal auffallen … Dabei ist es mir natürlich nicht entgangen. Doch wer in Würde altert, hat es nicht nötig, sich über angeblich pfeifende Bauarbeiter zu unterhalten beziehungsweise über die ausbleibenden Pfiffe dieser Spezies.

Nun, mir haben selbst in meinen knackigsten Jahren keine Dachdecker hinterhergegrölt (sollte mir das zu denken geben?). Ich bin zwar ein offener Typ und albere gerne herum, aber wer mit mir flirtet, entscheide ich gerne selbst. Vielleicht bin ich deshalb auch früher nur selten in den fragwürdigen Genuss der lautstarken Anbaggerei auf offener Straße gekommen – es ist gut möglich, dass ich unnahbar und arrogant wirke, wenn ich allein spazieren gehe.

Irgendwann jedenfalls hatte ich mich daran gewöhnt, dass kein Schwein mehr guckt. Ja, ich merke es selbst, während ich diese Zeilen schreibe … den Widerspruch in sich. Habe ich nicht eben noch behauptet, dass sowieso nie viel geglotzt wurde? Was denn jetzt? Ich entscheide mich dafür, diese Passage nicht zu korrigieren, sondern sie genau so stehen zu lassen, wie sie mir als erster Impuls in den Sinn kam. Dieses Fehlen bemerkte ich nämlich erst zu dem Zeitpunkt, als mir bereits kein Hahn mehr nachkrähte. Na und? War mir doch wurscht. Über so etwas stand ich doch schon immer – ich wollte von jeher wegen meines Geistes und nicht wegen der äußeren Hülle bewundert werden. Passt schon.

Heute bin ich logischerweise im Alter weiter fortgeschritten, aber ich habe meine ursprüngliche Figur zurück. Zumindest in Klamotten. Die Männer gucken wieder, und ich erschrecke mich fast zu Tode. Hat da eben jemand ernsthaft auf meinen Hintern gestarrt? Ich kann es nicht fassen, denn es ist kein gutes Gefühl – eher befremdlich. Was soll das denn jetzt? Hey, der hängt, guck ruhig genauer hin, dann siehst du es auch … denke ich, aber es zu sagen, das wage ich dann doch nicht. Ein Fünkchen Eitelkeit schleicht sich in mein Hirn. Vielleicht ist es doch nicht so überflüssig, wie ich mir jahrelang eingeredet habe. Vielleicht fühlt es sich sogar ganz gut an, wenn frau nicht nur wegen ihrer großen Klappe angelächelt wird. Trotzdem wäre ich lieber intellektuell und über den Dingen. Und vielleicht klappt es ja auch noch mit dem Literaturpreis – im schicken Kostüm darf mir dann jeder auf den Po gucken.

Ein dicker Mann wäre ich allerdings auch nicht gerne. Während wir Frauen lediglich die lästernden Sprüche *vermuten* oder über Umwegen hinterm Rücken zugetragen bekommen, sehen sich übergewichtige Männer vis-à-vis konfrontiert mit Aussagen wie „Du bist ja ordentlich im Futter, Alter", „Deine neue Freundin scheint gut kochen zu können" oder einfach ganz direkt „Mann, bist du fett geworden, deine Frau braucht wohl ein Sauerstoffzelt, wenn du auf ihr liegst!"

Bei Frauen geht es meist subtiler zu als bei den Männern, die ihr Fett direkt weg bekommen. Ein Mann hat gefälligst grinsend über die verletzenden Äußerungen hinwegzusehen. In Zuschriften berichten mir übergewichtige Männer über die Demütigungen, die ich in dieser Form als Frau tatsächlich noch nie erlebt habe. Aber klar, so tickt unsere Gesellschaft wohl. Männer müssen auf fiese Sätze lachend und gelassen reagieren, sonst wären sie keine echten Kerle mehr. Frauen dürfen öffentlich über den allgemeinen Schönheitswahn und Essstörungen jammern, doch beim sogenannten starken Geschlecht fällt diese Möglichkeit weg. Einem Mann – augenscheinlich stark wie ein Baum – kann man ruhig direkt ins Gesicht sagen, wie unmöglich er aussieht. Diese Ruppigkeiten erschrecken mich. Ich kenne niemanden mit starkem Übergewicht, der solche Gemeinheiten auf die leichte Schulter nimmt, und sieht sie auch noch so breit aus.

Mir kommt jene Theorie in den Sinn, dass besonders sensible Menschen sich eine Schutzschicht anfressen, um ihre Verletzlichkeit zu verbergen. Ist das wirklich so? Und gibt es einen Unterschied zwischen dem Seelenleben eines dicken Mannes und dem einer dicken Frau? Ich komme da zu keinem Ergebnis, stelle aber völlig subjektiv schon fest, dass in den Rückmeldungen der übergewichtigen Männer eine Sensibilität steckt, die ich nicht unbedingt bei schlanken Männern beobachte, es sei denn, sie leiden nicht nur unter Übergewicht, sondern auch unter Migräne – und sind mir somit ohnehin ähnlich.

Es gibt ja diese Selbsttests zur Ermittlung der angeblichen Hochsensibilität. Dabei kommt vermutlich bei jedem Probanden heraus, dass er hochsensibel ist; bei mir zumindest ist es so. Wer kreuzt schon an, dass es ihm schnurzegal ist, wenn im Obergeschoss lautstark gehämmert und gebohrt wird oder dass er nicht mit der Wimper zuckt, wenn im Nachbardorf ein kleiner Junge gekidnappt wird? Das berührt doch wirklich jeden halbwegs durchschnittlich tickenden Menschen und erst recht solche, die in der Freizeit Persönlichkeitstests durchführen. Genauso verhält es sich meiner Meinung nach mit schlanken und nicht schlanken Personen. Meine Sensibilität hat nichts mit meinem Umfang zu tun; wenn das heute jemand beurteilen kann, dann ich. Ich gehörte schon zu jeder Gruppe: den eingebildeten Dicken. Den tatsächlich Dicken. Den Wohlfühlgewichtigen. Den Schlanken. Den Möchtegernschlanken. Den Kreuzunglücklichen. Mir taten Gemeinheiten schon immer weh, und es spielte eine untergeordnete Rolle, ob ich zu den Verunglimpften gehörte oder nicht.

Neulich sagte mir ein wirklich netter Mann, dass er lieber gar nicht wissen wolle, wie ich vor meiner Diät ausgesehen habe. Ich glaube, er wollte mir sogar ein Kompliment machen, mit dem er zum Ausdruck brachte, dass er mein jetziges angenehmes Erscheinungsbild nicht mit dem Bild einer Dicken zerstören möchte. Zack, das saß. Wie immer, wenn mich etwas besonders bewegt, reagierte ich besonders gelassen. Mir soll man traurige Gefühle gefälligst nicht ansehen, damit komme ich schon ganz allein klar. Doch ich knabbere an der Aussage herum, fühle mein altes Ich abgewertet und das neue Ich kein bisschen gelobhudelt.

Wie schnell sage auch ich Dinge wie *Kleine Männer sind nichts für mich* oder *Glatze geht gar nicht* – ohne darüber nachzudenken, wie das bei kleinen Männern oder Glatzköpfen ankommen könnte. Zukünftig werde ich versuchen, auf solche unbedachten Äußerungen zu verzichten, denn ich mag es selbst nicht hören, wenn jemand nach Modelmaßen verlangt. Wir Menschen schauen uns eben gerne schöne Dinge an; dazu gehören auch hübsche Männer und Frauen. Dennoch sollte man zumindest bestrebt sein, auch das Innere nicht aus den Augen zu verlieren, denn viel interessanter als die Hülle ist doch immer das, was sich darunter verbirgt.

13

Schluss mit der Feigheit, ich suche jetzt endlich Fotos heraus. Viel zu lange schiebe ich das bereits vor mir her, weil es wehtut und mir entsetzlich peinlich ist. Wenn ich mir die Bilder schon selbst kaum anschauen kann, wie soll ich sie dann Ihnen allen zeigen? Doch die Zuschriften sind eindeutig: Alle wollen sich ein Bild von mir machen. Meine neuen Leser, Freunde und Kollegen können sich nicht vorstellen, wie ich mit fast 100 Pfund mehr auf den Rippen wohl ausgesehen haben mag. Einigen wenigen – das sind diejenigen, die selbst Gewichtsprobleme haben – zeige ich vorab ein paar Bilder. Es sind wirklich sehr wenige. Zwei, um genau zu sein. Sie können kaum glauben, was sie sehen. Kein Wunder, mir geht es nicht anders. Das war ich? Ich habe mich gar nicht so dick gesehen. Klar, wenn ich die Fotos erstmals zu Gesicht bekam, habe ich fast alle nach wenigen Sekunden in den Datenpapierkorb geworfen und somit die eindeutigsten Dokumente des Grauens für immer vernichtet. Manche haben überlebt; das sind größtenteils diejenigen, auf denen auch Mann und Kinder drauf sind.

Ich habe mich all die Jahre so für mein Äußeres geschämt, dass ich mich nicht freiwillig vor irgendwelche Kameras gestellt habe; darum gibt es nur Schnappschüsse. Das rächt sich nun, denn auf meinen Dicken-Fotos bin ich ungeschminkt, verschwitzt, im Urlaub oder auf Feiern. Einzige Ausnahme sind Bilder, die während der Filmaufnahmen des NDR Fernsehens bei mir im Garten stattfanden, dort bin ich geschniegelt und gestriegelt. Blöd nur, dass die Aufnahmen im Sommer in meinem Gartenhaus stattfanden, als das Thermometer 37 Grad anzeigte – außerhalb der Hütte.

Die Filmaufnahmen habe ich bis heute nicht gesehen. Nach der ersten Großaufnahme meines Gesichts riss ich mir schützend ein Sofakissen vor die Augen und bekam einen Heulkrampf. Was heute sehr lustig klingt, war seinerzeit ein Albtraum für mich. Und ein Albtraum ist es noch heute, denn sonst würde ich mir den Beitrag ja endlich einmal anschauen. Ich kann das aber nicht. Zu fremd ist mir die Person, die ich gewesen sein soll. Ich steckte jahrelang im falschen Körper fest.

Manchmal spüre ich vorsichtig prüfende Blicke, die meinen Körper taxieren. So gucken meistens diejenigen, die mich noch nicht lange kennen. Ich kann es ihnen nicht verdenken, auch ich würde mir diese Gedanken machen. Dennoch schmerzt es. Heute ist es nun so weit, ich werfe die allerletzten Hemmungen über Bord und hole die gruseligen Fotos heraus. Sie sind noch schlimmer, als ich sie in Erinnerung habe. Ich kann weder weinen noch mich freuen. Da ist einfach bis auf totale Sprachlosigkeit nichts. Mein Mann findet, dass ich unfassbar stolz sein kann auf das, was ich geleistet habe. Er freut sich und jubelt. Ich hingegen bin nicht stolz, sondern schäme mich. Es könnte genauso gut andersherum sein. Ich könnte vor fünf Jahren schlank gewesen sein und jetzt dick. Ist das alles reiner Zufall? Nur eine Laune der Natur? Ich weiß es nicht.

Um nicht völlig durchzudrehen, denke ich an meine Leser. Hier geht es nicht darum, die vorteilhaftesten Fotografien herauszusuchen, sondern eher das Gegenteil davon. Doppelkinn, Wasser in den Beinen, Riesenbusen. Schluck. Wie weit will man gehen, um das Publikum neugierig zu machen? Werden nun Menschen mein Buch kaufen, weil ihnen jemand von den echt fetten Fotos berichtet hat? Kann ich irgendjemanden noch stärker motivieren, es mir gleichzutun, wenn er nun schwarz auf weiß sehen kann, was ich geleistet habe? Die Antwort werde ich in einigen Monaten kennen, doch ob sie mir gefallen wird, weiß ich heute noch nicht. Ich habe Angst.

Immerhin versöhnen mich die Bilder von heute. Seit ich abgenommen habe, kann ich endlich wieder Fotos von mir anschauen, ohne schockiert die Delete-Taste zu drücken. Manchmal bin ich faltig, manchmal sitzt die Hose schlecht, und dass ich oft einfach doof aus der Wäsche gucke, ist Fakt. Aber darüber kann ich lachen und bekomme keine Minderwertigkeitskomplexe. Mein neues Selbstbewusstsein geht sogar so weit, dass ich ein Facebook-Profilfoto mit deutlich sichtbaren Augenringen wähle. Die sind wirklich nicht hübsch und wären leicht zu retuschieren gewesen. Ich verstehe gar nicht, warum ich zu solchen Unzulänglichkeiten stehen kann, aber zu meinem Übergewicht nicht.

Aus mir wird jedenfalls nie ein ordentlicher Promi werden, denn ich kann einfach nicht so gut die Wahrheit verbiegen wie die Stars. Oder meinen die das ernst, wenn ihnen pünktlich zum Frühlingsanfang einfällt, dass sie jetzt unbedingt und vor allem super drauf mit Yoga und Gemüsegeschnippel abnehmen wollen? Sie sehen ohnehin schon klasse aus, egal, ob sie für Fitnessprogramme oder Eiweißshakes werben. Nur bei genauem Hinschauen erkennt man hier und da ein paar Speckfalten, aber das kann auch an mangelhafter Beleuchtung und schlechtem Make-up liegen. Während sie uns von ihrem neuen Hobby, der Zubereitung gesunder Speisen, berichten, strahlen sie in die Kameras und geben uns für einige Minuten das Gefühl, dass auch wir es schaffen können. Man muss es nur wollen. Man muss einfach anfangen. Man mag gar nicht wieder aufhören damit. Hey, Leute, das macht total Spaß! Ich will mehr

Zumba, ich will auch tolle, enge Stretchklamotten anziehen, wenn ich leicht wie eine Feder auf dem Trampolin rumhüpfe. Hätte mir der Promi nur schon vorher erzählt, wie easy und funny das alles ist – ich wäre nie im Leben so faul und fett geworden.

Ehrlich, bei so viel Blödsinn kommt mir die Haferkleie hoch. Kein Sesselpupser wird von heute auf morgen zur begeisterten Sportskanone, und kein Sahnesoßenfan erkennt ad hoc, dass Kohlrabisticks bombastisch schmecken. Mich erreichen Promis mit solchen Botschaften überhaupt nicht, denn sie wirken total unglaubwürdig auf mich. Eine Leistungssportlerin, die Diätshakes trinkt und nun endlich schlank ist? Hä, hab ich etwas nicht mitbekommen? Die war doch nie dick. Ein laufsüchtiger Politiker, dem es erst so richtig toll ging, als er nur noch am Rhein entlangrannte und nicht mehr verrückt nach gemütlichen Abenden mit Käse und Wein war? Und was ist überhaupt mit denjenigen, die ab- und wieder zunehmen und jeden Zustand bejubeln, als hätten sie jetzt wirklich den Schlüssel zum Erfolg gefunden? Es geht ihnen natürlich allen nicht ums Geld, sondern darum, dass jeder von ihren neuen Erkenntnissen profitieren möge. Ja, nee, ist klar.

Dieses Buch hätte ein klassischer Ratgeber werden können. Ein Ratgeber mit sehr viel Werbung. Doch, ja, ich würde wirklich gerne einen tollen Bestseller schreiben. Von allen Litfaßsäulen grinste ich Ihnen entgegen, vorher hätten mich die teuersten Fotografen abgelichtet, und ich strahlte wie ein Honigkuchenpferd. Fiese Vorher-Fotos gäbe es nicht. Zwar würde ich im ganzen Buch darüber jammern, wie schrecklich ich mich zuvor fühlte, aber jetzt natürlich nicht mehr. Denn meine neue Ernährung macht Spaß, und dass ich früher nie Sport getrieben habe, war die größte Dummheit überhaupt. Sport ist toll. Gesundes Essen ist toll. Schlank sein ist toll. Und wie kinderleicht das geht, steht in meinem neuen Buch.

Gut, dass ich kein Promi bin und mir selbst aussuchen kann, was ich erzähle. Ich finde Abnehmen schwer. Wenn es nach mir ginge, würde ich nicht durch proteinreiche Mahlzeiten in Form kommen, sondern durch das Betrachten von zwei Staffeln *Der Bergdoktor* und *Breaking Bad.* Auf Sport könnte ich auch verzichten, stattdessen träfe ich mich lieber mit meinen Freundinnen zum Brunch. Natürlich macht es mir Freude, wenn die Pfunde purzeln, und hin und wieder verschütte selbst ich ein paar Glückshormone beim Schwimmen. Aber doch nicht täglich und schon gar nicht rund um die Uhr. Es fühlt sich angenehm leicht an, wenn man nicht vollgefressen ins Bett geht und stattdessen einen strammen Spaziergang hingelegt hat. Aber noch vollkommener fühlt es sich an, am nächsten Morgen so richtig reinzuhauen.

Das soll uns echten Diätexperten erst mal jemand nachmachen: 20 Kilo und mehr abzunehmen ist in erster Linie hart. Man kann das nicht nebenbei erledigen, sondern muss sein Ziel ständig aufs Neue anvisieren. Keine Ausnahme, immer wieder motivieren, monatelang, jahrelang … Liebe selbst ernannte Diätprofis: Bitte verschaukelt uns nicht, sondern sagt die Wahrheit. Dann kaufen wir viel mehr eurer Produkte.

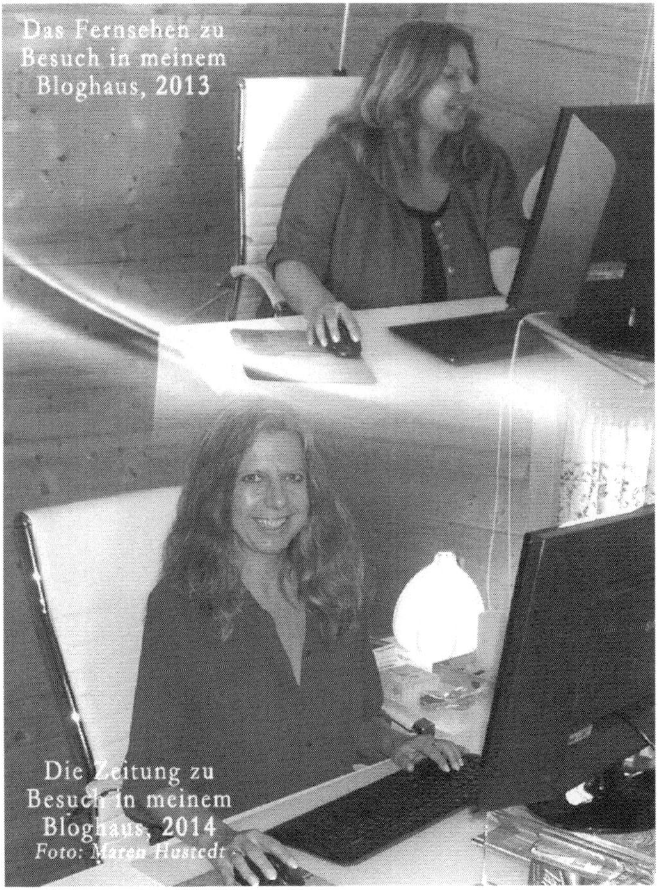
Das Fernsehen zu
Besuch in meinem
Bloghaus, 2013
Die Zeitung zu
Besuch in meinem
Bloghaus, 2014
Foto: Maren Hustedt

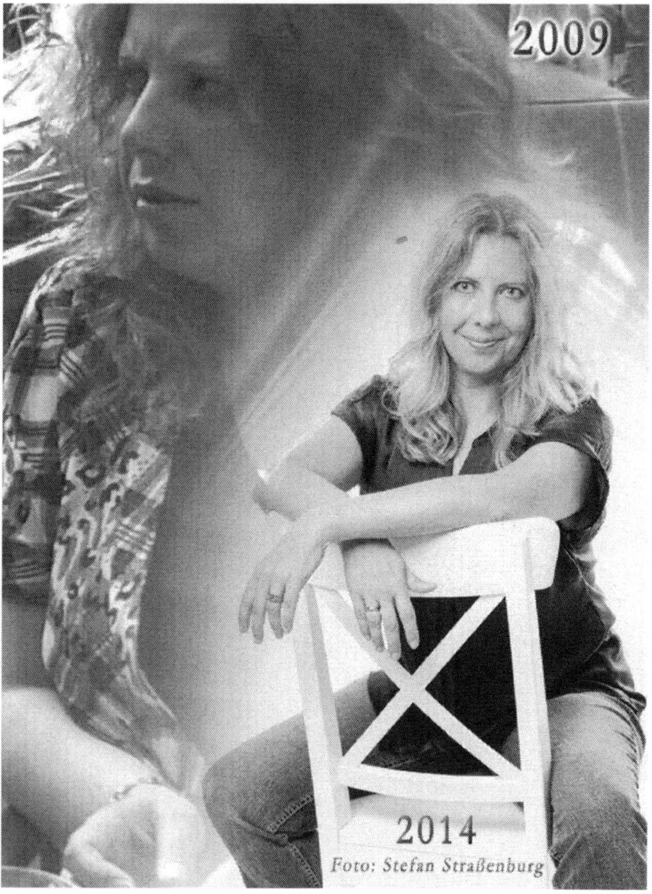
2009
2014
Foto: Stefan Straßenburg

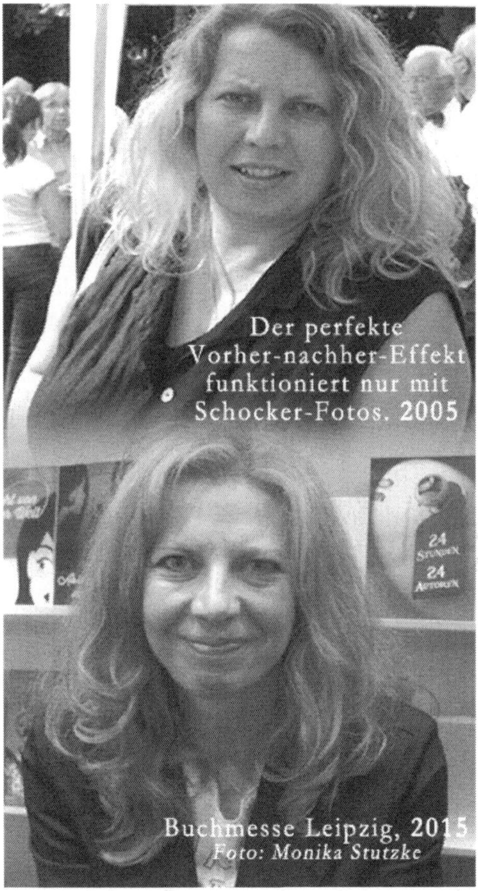

Der perfekte
Vorher-nachher-Effekt
funktioniert nur mit
Schocker-Fotos. **2005**

Buchmesse Leipzig, 2015
Foto: Monika Stutzke

14

Ach, ich wäre so gerne intellektuell. Ich träume davon, eines Tages Preise für literarische Schriften zu gewinnen, nur damit man merkt, was für ein kluger Kopf ich doch bin. Wenn ich die Wahl hätte zwischen Reichtum durch einen Mainstream-Bestseller und Ehre dank eines Literatur-Werkes, würde ich mich ohne zu zögern für den öden Schinken entscheiden, den anschließend kein Normalsterblicher liest. Vermutlich habe ich einen tief sitzenden Komplex, aber ich kann es nun mal nicht ändern: Mich ziehen schlaue Menschen in ihren Bann, und ich würde alles dafür tun, um dazuzugehören. Vor einigen Monaten habe ich wochenlang über einer Kurzgeschichte für einen Literaturwettbewerb herumgebrütet. Nichts täte meinem Ego besser, als dort zu gewinnen. Vorsichtshalber habe ich schon einmal gegoogelt, wie solche Preisverleihungen ablaufen; man will schließlich gewappnet sein. Mein Herz schlug schneller, als ich sah, dass man dort tatsächlich Chopin hört und im edlen Zwirn aufkreuzt. Das ist ja mal cool! Ich könnte dann endlich wieder ein Kostüm tragen, genau wie früher, als ich noch Chefsekretärin war. In den vergangenen Jahren hätte ich mich in figurbetonten Blazern und knieumspielenden Röcken wie Miss Piggy gefühlt, doch jetzt bietet sich endlich wieder die Gelegenheit für so ein Outfit. Verdammt, ich würde wirklich zu gerne gewinnen, zumal ich meine Kurzgeschichte mag und mich von jedem noch so eindrucksvollen Adjektiv und Füllwort getrennt habe. Literaten mögen nämlich keine Adjektive und Füllwörter.

Doch wie ist das eigentlich mit der Schönheit bei klugen Menschen? Stehen sie über den Dingen und haben es schlicht nicht nötig, sich ständig mit ihrem Spiegelbild zu beschäftigen? Werden Schlaue gar nicht erst dick, weil sie sich dank ihres Intellekts vernünftig ernähren? Natürlich nicht. Alle wollen schön und schlank sein, das gilt besonders für Frauen. Während Männer mit einem hohen IQ noch durch Charme und Witz bestechen können, aber nicht im klassischen Sinne toll aussehen sollten, werden Traumfrauen wie George Clooneys Ehefrau Amal Alamuddin wie Wesen von einem anderen Stern behandelt. Klug und schön, das ist kaum zu verkraften. Es spielt keine Rolle, wie Clooneys Gattin heißt … Oder gibt es irgendjemanden, der ihren Nachnamen nicht erst googeln musste? Nein, viel besser wissen wir Bescheid über ihre berufliche Karriere und diesen unbeschreiblichen Body. Das ist ungerecht. Ich will auch klug und schlank sein.

Kaum jemand scheint frei davon zu sein, denn wir schauen uns gerne schöne Dinge an. Wenn sie sowohl von außen als auch von innen perfekt sind, dann haut uns das aus den Socken. Da können wir noch so clever ticken: Wir lassen uns blenden. Trotzdem fände ich es toll, wenn ich anders denken würde und mir meine Außenwirkung schnuppe wäre. Doch bei der Vorstellung, einen wichtigen Literaturpreis entgegenzunehmen und dabei huldvoll im femininen Chanel-Kostüm in die Kameras zu lächeln, wird mir ganz blümerant. Das wär's.

Intellektuelle Frauen denken bestimmt auch nicht wie ich ständig an Schuhe. Schuhe gehen immer. Sie gingen selbst dann, als ich dick war. Wenn nichts mehr half und ich nur noch hässliche Klamotten in Zeltgröße fand, kaufte ich mir eben schöne Schuhe. Schuhe enttäuschen dich nie, singt selbst Ina Müller, und die muss es schließlich wissen. Ich frage mich, warum es so wenig hübsche und bezahlbare Klamotten in großen Größen gibt, die ähnliche Glücksgefühle auslösen wie der Kauf von Schuhen, Schmuck und Handtaschen. Ich verfüge jedenfalls schon immer über genügend Schuhe, meint mein Mann. Genug Schuhe. Jede Frau weiß, dass das ein Widerspruch in sich ist. Man kann gar nicht genug Schuhe haben.

Nebenbei bekomme ich mit, wie er am Telefon einem Freund von meiner Shoppingsucht berichtet. „Es passt ihr nichts mehr, sie kauft und kauft. Gott sei Dank sind wenigstens ihre Füße nicht geschrumpft, sonst würden wir völlig verarmen!" Da muss ich ihn leider enttäuschen, denn sogar meine Schuhgröße hat sich verändert. Nicht nur dass mir die Stiefel viel zu weit geworden sind, nein, ich schlüpfe hinten aus sämtlichen Schuhen raus und bin von Größe 40 bei 39 gelandet. Meinem unwissenden Gatten entgleisen noch während seines Telefonats fast die Gesichtszüge, als ich genüsslich in meinen ehemaligen Lieblingspumps vor ihm auf und ab marschiere. Sieh an, eindeutig zu groß geworden. Hurra! Ich muss – nein, ich darf – jede Menge Schuhe kaufen!

Nach und nach dämmert mir, dass ich wieder in hohen Absätzen laufen kann. Das habe ich früher zwar auch gemacht, aber in den Achtziger- und Neunzigerjahren lief kein Mensch außerhalb von Rotlichtbezirken in High Heels herum. Damals waren 5-Zentimeter-Absätze schon hoch, heute beginnt dort erst der Spaß. Ich muss das erst mal üben, denn in meinen voluminösen Jahren wurden parallel zur steigenden Kilozahl meine Absätze immer flacher. Mir taten die Knie entsetzlich weh, und ich hielt es nicht sehr lange auf hohen Hacken aus. Jetzt schmerzt gar nichts mehr, ich muss lediglich dafür sorgen, dass ich nicht wie ein Vollidiot aussehe, wenn ich in meinen neuen Schühchen herumtripple. Ach, es ist herrlich. Ich brauche blaue Schuhe und braune natürlich, und wie wär's denn mal mit Rot? Mein Mann dreht durch, aber ich kann darauf keine Rücksicht nehmen. Außerdem ist noch etwas anderes Tolles geschehen: Mein Knubbel am Knöchel ist nämlich verschwunden. Nachdem ich mir vor Jahren mein Bein gebrochen hatte, war dieses hässliche Ei am rechten Fuß nicht weg, als der Gips entfernt wurde. Der Orthopäde meinte, das sei Pech und nur ein kosmetisches Problem. Es störte mich nicht besonders, solange ich dick war, denn ich trug ohnehin nicht mehr gerne Röcke. Außerdem liebte ich Stiefeletten, die praktischerweise den Knubbel verdeckten. Aber jetzt ist das Ding einfach futsch – nach zehn Jahren sang- und klanglos verschwunden. Ich bin begeistert, ich habe tatsächlich rund um die Füße abgenommen. Das schreit geradezu nach Schuh- und Rockkäufen. Kleider brauche ich auch; ach, ich könnte mich dumm und dusselig kaufen, es ist so schön!

Was ich auch prima finde: Ich kann endlich wieder secondhand kaufen und tragen. Mittlerweile gibt es so viele tolle Adressen dieser Art – aber nicht für Dicke. Auch Sommer- und Winterschlussverkäufe konnte ich jahrelang nicht mitnehmen, denn was dort in Übergrößen angeboten wird, ist ein Witz. Insgesamt bin ich eher Geizhals als Verschwenderin, und darum freue ich mich ganz besonders, dass ich meinen Secondhandladen direkt im Haus habe: Ich bin zur Resterampe für die Garderobe meiner Tochter geworden. Sie ist ein paar Zentimeter größer als ich und im vergangenen Jahr dank eines straffen Sportprogramms um eine Kleidergröße geschrumpft. Wer hätte gedacht, dass ich jemals ihre Klamotten auftragen würde? Ich fand es jahrelang neiderweckend, dass meine Freundin regelmäßig mit ihrer Tochter Jackentausch veranstaltete, während meine Kinder in den Klamotten ihrer Mutter Verstecken spielen konnten. Und nun das. Neulich merkte ich an, dass ich unbedingt eine hellgraue Röhrenjeans benötige – schon flitzte meine Tochter in ihr Zimmer und kam mit einem solchen Teil an. „Die müsste dir passen, mir ist sie zu groß geworden!" Obwohl wir uns langsam dran gewöhnen sollten, staunt sodann die ganze Familie. Muttern entkleidet sich an Ort und Stelle („Früher hättet du das nie mitten im Wohnzimmer gemacht, Mama!") und schlüpft in die Jeans ihrer Tochter. Passt. Schon wieder. Unfassbar. Obenrum ist meine Tochter allerdings schmaler als ich, dachte ich zumindest bis heute. Nie würde ich in ihre Oberteile passen. Doch dann stand sie vor mir mit einem wunderschönen pastellfarbenen Glitzerpulli von Esprit, den ich ihr vor ein oder zwei Jahren aufgeschwatzt hatte, weil ich ihn so hübsch fand. Sie trug ihn nach eigener Aussage genau einmal. „Mama, mir ist der zu groß geworden, zieh mal bitte an." Meine Gefühle lassen sich kaum in Worte fassen. Ich bin jetzt die neue Besitzerin des Glitzerpullis!

15

„Wie hast du das nur geschafft? Ich bekomme noch nicht einmal vier Kilo runter, und du hast fast fünfzig abgenommen!“ Das höre ich unheimlich oft, und ich verstehe es gut, denn auch ich finde es immer noch leichter, zehn Kilo als zwei Kilo abzunehmen. Der Unterschied liegt darin, dass man ein, zwei oder drei abzunehmende Kilo täglich vor sich herschiebt. Außenstehende sehen weder Zu- noch Abnahme, wenn es lediglich um ein paar Pfund geht. Man kann herrlich mogeln, kaschieren und sich selbst einreden, dass man morgen, Montag oder nach Silvester mit dem Abnehmen anfängt. Ein Kilo schafft doch jeder, das ist ein Kinderspiel. Warum die lästige Diät nicht also noch ein paar Tage verschieben? Merkt doch keiner. Doch wenn ein Riesenkiloberg vor einem liegt, hämmert man sich die nächstkleinere Zahl von früh bis spät in den Kopf. *Morgen hab ich die 79 geschafft, ich muss eine 79,9 sehen, unbedingt* … So klingt der innere Monolog einer 80-Kilo-Abnahmewütigen zum Beispiel. Am nächsten Tag geht es weiter, da hört sich das dann folgendermaßen an: *Dreihundert Gramm weniger, das muss doch zu schaffen sein, ich will die 79,6 sehen, verdammt!* Täglich peitscht man sein Gewissen weiter runter, bald schon muss es die 78 sein … Ein Ende ist in Sicht, vielleicht bei der 75, aber es ist noch sooo weit, und man hat noch sooo viel vor sich, dass jedes einzelne Kilo nur eine Hürde wie beim Hürdenlauf ist, nicht aber wie der einzelne Stab beim Hochsprung. Doch, ja, der Vergleich gefällt mir. Besonders, weil ich solch eine begnadete Hürdenläuferin und Hochspringerin bin.

Es ist mir allerdings rückblickend ebenfalls ein Rätsel, wie ich es geschafft habe, so viel abzunehmen.

Kaum habe ich es hinter mir, staune ich über mich selbst. Ich muss mich ausnahmsweise selbst loben, denn das war eine Glanzleistung. Wenn ich heute ein Kilo zunehme, quäle ich mich Tage mit der Entscheidung herum, es wieder abzunehmen. Das Halten ist schon schwierig genug, aber das Abnehmen erscheint mir nahezu unmöglich, so anstrengend ist es, den ganzen Tag darauf programmiert zu sein. Einfach nur etwas weniger zu essen oder die Eiweißzufuhr hochzufahren – so einfach ist das nicht mehr bei mir. Ich muss mich wirklich komplett auf den Vorgang konzentrieren, mich noch mehr bewegen als ohnehin schon und vom Aufstehen bis zur Schlafenszeit diszipliniert sein, um ein halbes Kilo runterzubekommen.

Immerhin rufen mir diese Tage auch wieder in Erinnerung, warum ich zusätzlich zum anstrengenden Diätprogramm kaum in der Lage war zu arbeiten. Es ging einfach nicht, ich schaffte nahezu nichts und zweifelte deshalb an meinem Geisteszustand. Kein normaler Mensch konnte schließlich von früh bis spät an eine Zahl auf der Waage denken, oder? Aber ich tat es. Na gut, ich tu es teilweise noch immer. Ich bin noch längst nicht fertig mit dem Ernährungsprojekt und befürchte, dass es noch Jahre dauert, bis ich mich entspannen kann und ein gesundes Verhältnis zu meinem Körpergewicht entwickle.

Dukan rechnet zehn Tage Halten für jedes abgenommene Kilo; das betrifft die dritte Phase seiner Diät, in der ich jetzt wäre. Ich glaube es ihm absolut, das kommt bestimmt gut hin. 480 Tage müsste ich mich somit aufs Halten konzentrieren, puh. Da ich immer noch täglich mein Gewicht in eine Excel-Tabelle eintrage, die mein Mann mit so vielen Extra-Grafiken und Kurven versehen hat, dass mir ganz schwindelig wird, weiß ich ganz genau, wie lange ich schon mein Zielgewicht habe, das ja eigentlich gar nicht mein Zielgewicht war. Es ist nur zufällig zu meinem Zielgewicht geworden. Offensichtlich kann ich meine geliebten 64 Kilo nicht halten, ich lande immer wieder bei 66, egal, was ich auch anstelle. Es wäre ebenfalls ein Leichtes, wieder bei 67 oder 68 zu landen. Sobald ich mehr esse und die Müsliportionen üppiger ausfallen lasse, nehme ich im Eiltempo zu. Ab 67 Kilo bekomme ich massiv schlechte Laune, darum steuere ich permanent gegen. Das ist anstrengend und kraftraubend. Bestimmt würden mir jetzt viele raten, nicht ständig auf die Waage zu springen, weil das unglücklich und nervös macht. Einerseits stimmt das, andererseits habe ich es in der Vergangenheit so gehalten: Die Waage war mein natürlicher Feind, und da der tägliche Gang nach Canossa mir keine Freude bereitete, mied ich ihn, sobald ich zunahm. Und das Elend nahm seinen Lauf. Dukan sagt, dass der Körper immer wieder dorthin will, wo er mal war; leider betrifft dies das Höchst- und nicht das Tiefstgewicht. Ich spüre ganz genau, dass auch diese Aussage korrekt ist. Jede Möglichkeit, sich als fettiges Pfund auf meine Rippen zu legen, wird blitzartig genutzt. Ich esse wahrhaftig nicht mehr viel und schon gar nichts Unerlaubtes, aber dennoch wird der Rest meines Lebens wohl auch Kontrolle bedeuten. Diese Vorstellung behagt mir ganz und gar nicht, aber ich habe keine Alternative.

Erst seit ich akzeptiert habe, dass ich mit dieser Einschränkung werde klarkommen müssen, kann ich mich dem Problem stellen. Ja, ich habe ein handfestes Gewichtsproblem, das ist nun einmal so. Ich fände es prima, wenn ich mich so akzeptieren könnte, wie eine ausgewogene Ernährung mich aussehen lässt – aber ich kann das nicht. Und was heißt schon ausgewogen? Ist die Ernährungspyramide der Deutschen Gesellschaft für Ernährung wirklich das Nonplusultra für jeden? Ich meine: nein. Je vermeintlich ausgewogener ich mich ernährte und je mehr ich versuchte, alles richtig zu machen, desto kranker wurde ich. Untersuchungen bei verschiedenen Ärzten brachten kein Licht ins Dunkel. Weder hatte ich eine Unverträglichkeit, noch ist meine Schilddrüse im Eimer. Man gab mir mehrfach den wahnsinnig tollen Tipp, ein bisschen auf meine Ernährung zu achten, regelmäßig Sport zu treiben und ansonsten zu akzeptieren, dass ich nun einmal nicht als Elfe gedacht sei. Wie hätte ich mithilfe dieser Ratschläge auch nur ein Kilo abnehmen sollen? Alles, was ich mit medizinischer Hilfe versuchte, machte es nur noch schlimmer. Mir half de facto niemand, und alles endete in hohlen Phrasen und runtergeleierten Weisheiten. Einer empfahl mir eine Psychotherapie, weil Abnehmen im Kopf beginnt. Niemand weiß das besser als ich, aber dennoch kann man nicht aufgrund einer wöchentlichen Sitzung beim Seelenklempner vierzig Kilo verlieren. So einfach ist es denn doch nicht; man braucht eine handfeste Anleitung, was zu tun ist. Dass ich diese gefunden habe, war einer der größten Glücksfälle meines Lebens.

Dennoch denke ich häufig, dass mit mir etwas nicht stimmt und jeder Psychologe seinen Spaß an meiner lockeren Schraube hätte. Ich habe möglicherweise keinen ganz schlimmen Hau. Es ist nur so … bescheuert. Ich weiß selbst ganz genau, dass ich spinne, aber ich habe bisher nur einen einzigen brauchbaren Therapieansatz gefunden, um mich regelmäßig aus der sich abwärts drehenden Gedankenspirale zu befreien. Sobald ich zwei Kilo abgenommen habe – und das geht so, seit ich damit im vergangenen Jahr angefangen habe –, schwöre ich mir, dass ich nun wirklich absolut zufrieden sein will. Alles, was nun noch kommen möge, ist ein Geschenk und muss wirklich nicht sein. Ich fühle mich großartig, ich habe es geschafft, ich sehe sensationell in meiner neuen Hose, dem neuen Shirt oder der neuen Jacke aus. Das bin ich, so will ich bleiben. Es spielt offenbar keine Rolle, ob dieser Gedanke mit 85, 77 oder 69 Kilo durch mein Hirn wabert. Oder, wie jetzt, mit 64 Kilo. Ich wollte gar nicht 64 Kilo wiegen, es kam einfach so über mich. Fassungslos starrte ich kürzlich auf die rote Digitalanzeige, als ich von der Leipziger Buchmesse zurückkehrte. Wie konnte ich ausgerechnet an Tagen mit Alkohol und täglichen Restaurantbesuchen zwei Kilo abnehmen? Außerdem hatte ich in der Hotellobby, dort, wo am Tag zuvor noch Hellmuth Karasek saß und den ich wie ein Groupie anstarrte, die ersten Nic-Nacs seit anderthalb Jahren genascht und musste mich währenddessen beherrschen, nicht vor den Augen meiner Kollegen in orgiastisches Stöhnen auszubrechen.

Anstatt mich also anhaltend darüber zu freuen, dass ich nicht zu-, sondern sogar abgenommen habe, schlich sich das mir bereits bekannte Teufelchen auf die Schulter und flüsterte mir ihr ins Ohr: *Mit 64 Kilo fühlst du dich spitze, also sieh zu, dass du sie behältst.* Was mir wenige Tage zuvor noch völlig undenkbar schien – nämlich mein Gewicht von vor 20 Jahren und somit vor meiner ersten Schwangerschaft zurückzuerlangen –, wurde nun zu meiner fixen Idee. Ich muss die 64 behalten, koste es, was es wolle. Das ist verrückt. Und klappte natürlich nicht. Innerhalb von zwei Wochen war ich wieder bei 66 Kilo angelangt, eben genau jenem Gewicht, mit dem ich wochenlang rundum zufrieden war und von dem ich behauptete, dass damit jetzt wirklich Ende Gelände sei.

Manchmal ist es verdammt hart. Ich denke dann von früh bis spät an Essen. Eigentlich sollte ich mich darüber freuen, dass ich wenigstens nur an die sogenannten erlaubten Produkte denke, aber zu viel ist zu viel. Und ich spüre genau, wenn ich in mein altes Muster zu verfallen drohe. Mir geht es schlecht, ich fühle mich dick, obwohl ich es nicht bin. In erster Linie fühle ich mich schwach. Warum kann ich nicht endlich damit aufhören und ein normales Verhältnis zu Nahrung entwickeln? Wie lange dauert es denn noch, bis ich normal ticke? Ich ahne: Das wird niemals normal sein, denn ich bin schon seit so vielen Jahren essgestört, dass es zu einem Teil meiner Persönlichkeit geworden ist. Zwar behaupte ich ständig, dass ich noch nie zur Kategorie der Vielfraße gehört habe, aber in kritischen Zeiten wie diesen bin ich mir da plötzlich gar nicht mehr sicher. War ich vielleicht doch eine unkontrollierte Fressmaschine? Ich verstehe einfach nicht, warum ich immer noch ständig darüber nachdenke, wann ich das nächste Mal essen darf. Und überhaupt … Was heißt schon dürfen? Der Entscheider über Uhrzeit, Art und Umfang der Lebensmittel bin ich. Und ich bin sehr streng zu mir, verurteile mich rund um die Uhr. Ein typischer schlechter Tag fängt direkt nach dem Aufstehen mit dem Gedanken an, dass ich um sieben Uhr noch nichts frühstücken muss, weil ich von gestern Abend noch satt bin. Nur einen Kaffee, kein Problem für mich. Frühstück um acht nach dem ersten Gassigang. Doch mein Mann hat meinen Haferkleietoast bereits zusammengerührt und mir die tägliche Kiwi-Ration klein geschnippelt. Es wäre albern, diese diätetische Mahlzeit jetzt nicht zu essen. Also frühstücke ich mit meinem Mann, warum auch nicht? Ich habe doch schließlich mein Gewicht im Griff. Ein paar Stunden später setzt sich das Gedankenkarussell erneut in Gang und belästigt mich bis in die frühen Abendstunden. Erst gegen 18 Uhr höre ich auf mit der Selbstzerfleischung, weil ich mir seit Diätbeginn konsequent verbiete, abends zu essen. Dieser Regel folge ich kritiklos, ich stelle sie nicht infrage und breche sie lediglich, wenn gesellschaftliche Termine es erfordern. Sinnvoll wäre es, wenn ich mir ein fulminantes Regelwerk zusammenschustern würde, so treudoof, wie ich mir selbst glaube, aber bedauerlicherweise funktioniert die Idee nicht. Einen Großteil des Tages verbringe ich stattdessen damit, mir Gedanken über Süßigkeiten zu machen.

Ich gehe mir gehörig selbst auf den Geist und würde mich verlassen, wenn das ginge. Aber ich muss es mit mir und der Sehnsucht nach Schokolade und Chips aushalten. Komischerweise habe ich diese Probleme ausschließlich dann, wenn ich allein bin. Unterwegs verspüre ich weder Hunger noch Appetit, doch daheim denke ich andauernd daran, was und wann ich als Nächstes esse. Mir fällt es schwer, das richtige Maß zu finden. Warum gelüstet mich nach einem zweiten Schälchen Haferkleieflakes, obwohl ich doch nur eines essen wollte? Warum meine ich, dass die Mahlzeit erst komplett ist, wenn ich mir einen Low-Carb-Riegel nach dem Lachsfilet reinpfeife? Ich verstehe das einfach nicht, denn der Verzicht auf meine ehemaligen Suchtfaktoren Brot, Kartoffeln und Nudeln ist quasi nicht existent. Mich kratzt der Verlust darauf nicht ein bisschen, aber bei Süßigkeiten scheine ich am Anfang zu stehen.

Bei völliger Verzweiflung hilft nur die Wissenschaft. Ich kann nichts dafür, behauptet diese, schuld daran ist hedonistische Hyperphagie. Forscher der Universität Erlangen-Nürnberg probierten an Ratten aus, was wir eigentlich längst wissen: Einmal mit den Chips, Erdnussflips oder der Schokolade angefangen, kann man einfach nicht mehr damit aufhören. Aber warum? Selbst die Tierchen überfraßen sich, sobald die Lebensmittel zu 50 Prozent aus Kohlenhydraten und zu 35 Prozent aus Fett bestanden. Verdächtige Knabbereien führen zum reinsten Naschfieber, sobald diese Futterformel in Kraft tritt. Obwohl kein Hungergefühl besteht, mampfen Ratten und Menschen sich dick und rund. Nun müssen die Forscher nur noch herausfinden, welche Substanzen man dieser verhängnisvollen Mischung zufügen könnte, um dem Suchtfaktor ein Schnippchen zu schlagen. Wobei ich wetten möchte, dass es diese Lösung bereits gibt, ähnlich der garantiert seit Jahrzehnten gut verschlossenen Geheimwaffe für die laufmaschenfreie Feinstrumpfhose.

Ob es leichter ist, mit dem Rauchen oder Saufen aufzuhören, weil man darauf komplett verzichten kann? Wir Futtersüchtigen haben möglicherweise ein wesentlich eklatanteres Problem, weil wir den Rest unseres Lebens in Maßen und das Richtige essen müssen, während Alkoholkranke und Raucher *einfach* ganz damit aufhören können. Ich weiß, dass das provokant klingt, und vor allem glaube ich es selbst nicht wirklich, denn dann müsste ich mir eingestehen, dass ich tatsächlich eine Suchtkranke bin. Ich? Eine Suchtkranke? Das kann nur ein Witz sein. Schließlich isst wirklich nahezu jeder Mensch gerne, und niemand kann sich vorstellen, dauerhaft auf lauter leckere Sachen zu verzichten. Ich bin bestimmt ganz normal …

16

„Würdest du die Diät genau so wieder machen, wie du es im Schlank-Buch beschrieben hast?“ Diese Frage wird mir häufig gestellt, und ich beantworte sie bis auf einen Kiwi-Einschub aus vollem Herzen mit „Ja“. Man kann zur Dukan-Diät stehen, wie man will, aber *mir* hat sie mein altes Leben zurückgegeben. Ich war krank, und jetzt bin ich gesund. Ich war dick, und jetzt bin ich normalgewichtig. Von der Werbung für Pierre Dukans Ratgeber habe ich gar nichts. Weder bekomme ich Geld noch Fresspakete dafür, und nun ist auch noch sein Online-Shop eingestampft worden. Leider kann ich meine geliebten Haferkleie-Kekse und -Cerealien also nicht mehr bei ihm beziehen und beantworte stattdessen Leser-Fragen, die eigentlich an den Dukan-Shop gerichtet wären. Es stellt sich dennoch kein Groll ein, denn ohne diese Diät wäre ich noch genauso rund und schlapp wie vor anderthalb Jahren und verfügte außerdem nicht über eine komplett neue Garderobe. Mein Dank wird dem klugen Franzosen ewig nachschleichen, so viel steht fest. Pathetischer geht es kaum, aber er hat mir mein altes Leben zurückgegeben. Etwas, was kein Mediziner vor ihm geschafft hat und ich allein schon gleich gar nicht. Ich werde daher auch weiterhin nicht damit hinterm Berg halten, dass mein Erfolg der Dukan-Diät zuzuschreiben ist.

Es hat sehr lange gedauert, bis ich mir sicher war, wie ich dieses Buch aufbauen werde. Der Gedanke, lediglich von *Low Carb* zu sprechen, ist sehr verlockend, denn Low Carb wird nicht so kritisch betrachtet wie Dukan. Doch längst ist mir das Dickerchen-Thema zu einer Herzensangelegenheit geworden. All die Briefe und Zuschriften, in denen mir wildfremde Menschen ihre Geschichten erzählen, berühren mich zutiefst. Ich kann gar nicht zählen, wie oft ich jetzt schon gelesen habe, dass sich das Schlank-Buch von anderen Diätbüchern wegen seiner Ehrlichkeit abhebt. Ich will das jetzt nicht kaputtmachen und bleibe bei der Wahrheit. Wenn ich schon von meinen peinlichen Problemzonen berichte, möchte ich zumindest keinen Mist erzählen.

Den Großteil meiner verlorenen Kilos habe ich im ersten Dreivierteljahr verloren. In dieser Zeit hielt ich mich strikt an das Dukan-Buch. Ich erlaubte mir keine Ausrutscher und tat genau das, was mein Messias mir sagte. Nach wie vor bin ich der Meinung, dass man die ersten beiden Phasen in dieser Strenge nur mit einem hohen Leidensdruck durchführen kann. Diese Diät ist hart und stellt alles auf den Kopf, was man bisher als Normalo übers Essen zu wissen glaubte. Ich habe inzwischen sehr viele Menschen dukanisiert, und dabei sind eine Menge Leute ebenso erfolgreich wie ich mit ihrer Abnahme geworden. Ein unglaubliches Gefühl! Es gibt aber auch viele Personen, die über kurz oder lang abgebrochen haben. Dann sind da noch meine Migräne-Freunde, die völlig unterschiedliche Erfahrungen machten. Einige hatten wie ich Glück und wurden ihre Schmerzen los. Andere hatten noch mehr Attacken als ohnehin schon; diese Personen mussten natürlich die Diät beenden. Die nächste Gruppe ist jene, in der man nicht ganz so streng vorgeht – teilweise, weil man gar nicht solch starkes Übergewicht hat, teilweise, weil es eben einfach nicht nebenbei zu machen ist. Diese Diät ist ein richtiger Job, für den man Zeit und Nerven benötigt. Niemals hätte ich so unerbittlich mit mir selbst sein können, wenn nicht bereits im Vorfeld unzählige andere Versuche fehlgeschlagen wären. Immer wieder höre ich die Frage nach der eingeschränkten Lebensqualität, aber das trifft auf mich nicht zu. Meine Lebensqualität war aufgrund der ständigen Schmerzen quasi nicht vorhanden; ich nehme es lieber in Kauf, nicht mehr Schokolade und Käsebrot zu essen. Schwer fällt es dennoch.

Die Dukan-Diät wurde ursprünglich für stark Übergewichtige entwickelt, was ich für absolut richtig halte. Ich würde sie nicht für kleinere Gewichtsprobleme im Zehn-Kilo-Bereich empfehlen, dafür ist sie viel zu hart. Für mich war sie ein Segen: Ich nahm schnell und gesund ab, erlitt keine Mangelerscheinungen, und sogar die Haut hat sich super zurückgebildet. Die ganze Sache hatte wirklich nur einen Haken – und jetzt wird es leider unappetitlich, aber da ich mich für die ehrenwerte, wahrhaftige Seite entschieden habe, gehört das der Vollständigkeit halber auch hierher: Jeder Dukaner wird früher oder später mit Verdauungsproblemen konfrontiert. Lust auf ein Zitat aus einem typischen Leserbrief? Voilà:

Hilfe, was machst du gegen Verstopfung? Ich war seit einer Woche nicht mehr aufm Klo und weiß nicht weiter!

Ja, kenne ich. Kenne ich sogar sehr gut. Bereits vor der Diät war ich kein Verdauungswunder, aber währenddessen plagten mich die Probleme in nervtötender Regelmäßigkeit. Ich googelte mich durch sämtliche Internetforen und -gruppen, befolgte jeden Rat und war die ungekrönte Königin der abführenden Säfte, Naturheilmittel und Pillen. Geholfen hat nichts. Ist ja auch kein Wunder, denn wer so gut wie keine Kohlenhydrate und Ballaststoffe zu sich nimmt, hat nicht viel zu verarbeiten. Wirklich sehr lästig, aber offenbar das Problem Nummer eins bei dieser Diät.

Ich hatte die zweite Phase beendet und ging in die weniger strenge Phase über – wie bereits weiter oben berichtet, entschied ich mich wegen der Migräne für einen anderen Weg als im Dukan-Ratgeber empfohlen, der aber dennoch der Dukan-Methode sehr ähnelt. Endlich durfte ich wieder Obst essen. Und nicht nur das, ich genehmigte mir einige weitere Leckereien und vor allem größere Portionen. Trotzdem nahm ich sehr langsam noch weiter ab und fühlte mich großartig, wenn da nicht die Probleme mit der Verdauung gewesen wären. Aus heiterem Himmel ging ich vor Schmerzen buchstäblich in die Knie und hatte so schlimme Bauchkrämpfe, dass Kinderkriegen ein Klacks dagegen war. Diese wehenartigen Koliken gingen mit einer Beinahe-Ohnmacht sowie Kribbeln und Taubheit in den Extremitäten einher. Das ganze Spektakel ereilte mich in voller Breite viermal innerhalb eines Vierteljahres. Noch nie im Leben hatte ich so schlimme Schmerzen gehabt und suchte sofort einen Facharzt auf. Jetzt war es so weit, sagte ich mir, ich hatte mir also doch die Nieren ruiniert, wie die Kritiker der eiweißhaltigen Diäten eben immer unken. Selbst schuld. „Herr Doktor, jetzt bin ich endlich schlank, und nun muss ich auf dem Klo sterben – bitte helfen Sie mir, dass es nicht so weit kommt!"

Der Internist checkte mich mehrmals komplett durch, doch es bestätigte sich, was er bereits bei der ersten Untersuchung herausfand: nix. Ich war kerngesund, aber mein Darm musste sich nach der heftigen und schnellen Gewichtsabnahme und aufgrund der extremen Ernährungsumstellung erst neu sortieren. Ich benötigte Geduld, ein paar Tipps und Notpillen. Da ich kein Arzt bin, gebe ich diese Ratschläge gerne ohne Gewähr per E-Mail weiter. Bitte schreiben Sie mir einfach, wenn Sie sich auch rumquälen. Natürlich ersetzt mein Laienrat keinen Gang zum Mediziner. Meine Ärzte jedenfalls bekommen alle einen Platz im Himmel. Ich musste mir keine blöden Sprüche anhören, sondern erntete Respekt und Zuversicht. Diesen gesundheitlichen Zwischenfall nehme ich gerne in Kauf, und längst habe ich ihn hinter mir gelassen.

Zurück zu der Frage, ob ich die Diät genau so wieder durchführen würde, möchte ich heute also sagen: Ja, fast, bis auf eine kleine Ausnahme. Ich habe nämlich festgestellt, dass zu meinem Haferkleietoast am Morgen eine Kiwi ganz wunderbar verdauungsfördernd ist. Darum esse ich diese seit vielen Monaten täglich. Es kann sich um Einbildung handeln, aber ich schwöre auf meine tägliche Frühstückskiwi. Ob ich mit dieser Obstportion genauso gut abgenommen hätte, weiß ich nicht, aber das wäre das Einzige, was ich anders machen würde.

17

Ich fühle mich unwohl. Mein Bauch sieht so aufgebläht aus, und überhaupt, warum konnte ich nicht etwas maßhalten? Das ist mir doch schließlich all die Monate in der viel strengeren Diätphase auch gelungen. Mein Selbstbewusstsein ist im Keller, und ich schiebe meine miese Laune auf rückläufige Buchverkaufszahlen. Eine glatte Lüge. Ich bin gar nicht geknickt, weil ich derzeit weniger verkaufe, sondern weil ich die beiden verlorenen Messekilos wieder drauf habe. Das gestehe ich noch nicht einmal meinem Mann, denn ich klinge wie eine Magersüchtige und will nicht, dass sich irgendjemand um mich Sorgen macht. Eine leidende Künstlerin – von mir aus. Eine gestörte Diätfanatikerin – auf gar keinen Fall.

Ob ich so etwas Intimes wirklich in mein Buch schreiben soll? Ich weiß es nicht. Ich bin komplett ratlos und habe das Gefühl, mich erst jetzt richtig kennenzulernen. Habe ich nicht wenige Kapitel zuvor behauptet, dass viele Frauen mein Schicksal teilen? Ich hoffe sehr, dass ich nicht die einzige Verrückte bin, denn die Erkenntnis, dass ich mit 66 Kilo ernsthaft unzufrieden bin, trifft mich wie ein Schlag. Schließlich wog ich auf den Tag genau vor einem Jahr 30 Kilo mehr, hatte zu dem Zeitpunkt bereits 17 Kilo abgenommen und strahlte vor Glück. Ich will nicht magersüchtig sein, das ist doch in meinem Fall völlig gaga. Ich bin endlich gesund, ich bin glücklich verheiratet, habe tolle Kinder und meinen Traumjob. Ehrlich, kein normaler Mensch käme da noch auf so absurde Ideen.

Und hier muss ich also erneut auf meine einzig wirksame Therapiemöglichkeit zurückgreifen, auch wenn es eine unvernünftige und ungesunde Ersatzhandlung ist.

Mir fällt einfach nichts anderes ein, und ich nehme Ideen für günstigere Alternativen gerne entgegen. Ich muss shoppen gehen, ich brauche etwas richtig Schönes. Ein Kleid, das ist es, ich brauche ein Sommerkleid. Nicht eines, das ich im Garten trage, sondern das, mit dem ich mich auf Feiern blicken lassen könnte. Mit ein bisschen Ärmeln. Alle finden meine Arme so toll dünn, da will ich diesen positiven Eindruck durch ärmellose Kleidungsstücke nicht gleich wieder zunichtemachen.

Mein Mann wagt die berechtigte Frage, was ich unbedingt jetzt mit einem neuen Kleid anfangen will, wo ich doch erst vor wenigen Wochen zwei schöne und vergleichbare Fummel erstanden habe. Ich argumentiere ein bisschen rum. Das eine habe ich schließlich gebraucht bei eBay erstanden, und das andere kann ich nur in meiner Freizeit tragen, nicht aber beruflich. Aha, wirft er ein, wozu brauche ich denn bitte beruflich ein Businesskleid, in meiner Gartenhütte am Schreibtisch doch wohl bestimmt nicht? Es soll ja auch kein Businesskleid sein, kontere ich wütend. Und überhaupt, seit wann muss ich mich eigentlich dafür rechtfertigen, wenn ich mir etwas Schönes kaufen will? Das sieht er ein, und ich bekomme ein schlechtes Gewissen. Erzähle ihm fast heulend, was mich für Sorgen plagen. Zwar wäre ich auch fürchterlich gerne eine weltberühmte Bestsellerautorin, aber noch viel lieber wäre ich eine zufriedene 66-Kilo-Frau. „Ab mit dir in die Stadt“, befiehlt er und ist Stunden später genauso erstaunt wie ich, dass das Therapieshopping gewirkt hat. Ich bin wie ausgewechselt, weil ich mich in zahlreichen Umkleidekabinen davon überzeugen konnte, dass ich sogar von hinten ganz brauchbar aussehe und mir jetzt einfach so ein Kleid kaufen kann. Mit Ärmeln zwar – besser ist das –, aber ansonsten: Es passt so vieles. Hurra, ich habe es geschafft, ich bin ja doch noch schlank! Hurra, ich bin bekloppt.

Den Kopf vornübergebeugt, binde ich mir einige Tage später im Flur die Schuhe zu. Meine Haare fallen mir dabei wie immer ins Gesicht, und außer Boden und Füßen sehe ich nichts. Ich höre lediglich die Stimme meines Sohnes, als er mich fragt: „Weißt du, wo Mama ist?" Er hat mich mit seiner Schwester verwechselt. Ich lache laut auf und antworte: „Ja, hier." Erstaunt prustet auch er los. Das sind die allerbesten Momente, in denen man mich ernsthaft mit meiner Tochter verwechselt. Gut, dafür sind einige Parameter wie günstige Lichtverhältnisse und Perspektiven erforderlich, denn im Gesicht bestehen keinerlei Zweifel, aber trotzdem freue ich mich wie verrückt über spontane Komplimente dieser Art, die gar nicht als Kompliment gemeint sind, sondern aus dem Bauch kommen. Ich bekomme seit meiner Gewichtsabnahme dauernd Komplimente, so viele wie noch nie in meinem Leben zuvor. Inzwischen habe ich mich ein bisschen daran gewöhnt, doch anfangs war es verblüffend für mich. Was antwortet man auf *Du siehst toll aus*? Sagt man *Danke* oder *Geht so* oder *Dafür habe ich jetzt Falten*? Meistens belasse ich es bei einem *Danke*, weil mir nichts Geistreicheres einfällt, dabei würde ich gerne zum Ausdruck bringen, dass ich es vorher immerhin auch allein geschafft habe, dick zu werden.

Dafür gab es kein Lob, weder von mir noch von anderen. Ich bekam Zuspruch wegen meiner Ausstrahlung oder schöner Klamotten (die ich bekanntlich nicht schön fand), aber nicht für schlanke Beine oder das Gesamterscheinungsbild. Viele Leute sagen mir auch heute, dass ich *nie richtig dick* aussah und durch meine Persönlichkeit glänzte. Gott, während ich das schreibe, wird mir heiß und kalt. Das alles klingt nach verdammt viel Eigenlob, dabei versuche ich nur herauszufiltern, wonach wir Frauen tatsächlich lechzen. Wir bewundern an anderen offenes Lachen, ein großes Herz und viel Humor. Wenn jemand dabei auch noch großartig aussieht, verunsichert das eher, als dass es ein zusätzlicher Bonuspunkt für Attraktivität wäre. Doch bei uns selbst hängt die Messlatte andersherum. Da sollte weit oben die schöne Hülle stehen, und dann können bitte gerne noch Hirn und Gefühl dazukommen.

Die Erkenntnis verstärkt sich immer mehr, denn dass bei mir im Kopf etwas nicht ganz rund läuft, stelle ich nach einem herrlichen Mädelswochenende in Holland fest. Es ist ernüchternd, sich eingestehen zu müssen, eine Schraube locker zu haben, aber ich sehe der Tatsache ins Gesicht: Ich glaube, ich habe eher eine Wahrnehmungs- denn eine Essstörung. Vielleicht habe ich auch beides.

Dieses Frauentreffen soll das erste seiner Art ohne strenge Auflagen seit Diätbeginn werden. Beim vorigen Mal steckte ich noch mitten in der totalen Askese und schlug mich wacker. Meine Freundinnen unterstützten mich sehr, aber ich fand es sowohl für sie als auch für mich ein bisschen lästig, alle möglichen Speisen nicht essen zu können. Vor allem das Trinken alkoholischer Getränke – ein nicht unerheblicher Aspekt – kam zu kurz. Nun will ich das erste Mal seit fünfzehn Monaten am normalen Geschehen teilhaben. Weiterhin Brot, Nudeln und Kartoffeln zu verschmähen bedeutet kaum noch Verzicht für mich; es ist mir zu sehr in Fleisch und Blut übergegangen und lässt sich leicht umgehen. Aber die süßen Sachen fehlen mir wie verrückt: Kuchen, Desserts, der Keks zum Cappuccino. Wenn es eine stärkehaltige Suppe gibt, esse ich sie eben mit.

Es ist herrlich. Nach einem Glas Prosecco bin ich erwartungsgemäß bereits angesäuselt, aber ich trinke trotzdem weiter. Mein erster richtiger Kuchen mit ganz normalen Zutaten fühlt sich besser an als eine Liebesnacht mit Ryan Gosling. Nehme ich jedenfalls an. Zwei große Stücke Kuchen ... Ich bin im Himmel. Eigentlich habe ich mir nie viel aus Alkohol gemacht, aber seit ich ihn so gut wie nie mehr trinke, genieße ich jeden Tropfen. Hach, ist das lecker!

Normalerweise marschieren wir mehr durch die Gegend, doch dieses Wochenende steht im Zeichen des Sitzens im Auto, in Restaurants, Cafés ... Ich esse und trinke viel. Viel mehr als sonst, mehrfach fetthaltig, regelmäßig alkoholisch, oha, wenn das mal gut geht. Ich nehme mir fest vor, die mahnende Stimme zu ignorieren und geschätzte zwei bis drei Kilo Zunahme unter Lebensfreude abzubuchen. Ab Montag ist eben wieder Diät angesagt. Das gelingt mir auch gut; ich habe nur an einem Abend ein richtig schlechtes Gewissen, als ich zwei Pralinen und ein paar kleine Kekse direkt nacheinander vernichte. Ich bin so verdammt süchtig nach dem Zeug und fühle mich regelrecht getriggert. Auch deshalb muss bald wieder Schluss damit sein; ich kann einfach nicht maßhalten bei Süßigkeiten.

Als ich am Sonntagabend daheim auf die Waage steige, rechne ich mit dem Schlimmsten. In meinem Kopf überschlagen sich die Deals mit mir selbst. *Wenn es unter 70 Kilo sind, bin ich mehr als zufrieden. Wenn es über 70 sind, rege ich mich nicht auf. Hoffentlich ist es nicht so viel, o Gott, ich dreh gleich durch.* Mich trifft fast der Schlag, als ich feststelle, dass ich ein Kilo abgenommen habe. Zum ersten Mal schockiert mich diese Erkenntnis, denn ich traue meinen Augen wirklich kaum. Wie kann das sein? Wie kann ich meinen Körper so wenig einschätzen, dass ich mich allen Ernstes als aufgebläht und wesentlich dicker empfinde, als ich es tatsächlich bin? Die Erleichterung über die nicht erfolgte Zunahme wird regelrecht überschattet von meinem Erstaunen. Ich bin doch nicht ganz schussecht.

Aber eines weiß ich jetzt: Ich nehme nun endlich die Fetthürde, es scheint tatsächlich zu funktionieren. Hurra, die Fettstufen im Joghurt werden erhöht, und der Käse in Holland war keine Ausnahme! Das finde ich mal richtig gut, denn ich habe mich bisher zwar theoretisch mit dem Thema beschäftigt, es aber praktisch nicht umgesetzt. Dabei kenne ich inzwischen viele Menschen, die sich nach diesem Prinzip ernähren und entweder damit abnehmen oder schlank bleiben. In meinem Kopf gab es immer noch die Angst vorm Prinzip *Fett macht fett.* Stimmt ganz offensichtlich nicht, denn ich habe am Wochenende für meine Verhältnisse ganz schön viel Fett zu mir genommen. Einmal habe ich meinen Cappuccino mit Schlagsahne statt mit Milch bestellt; aber auch nur, weil sich die Kellnerin explizit danach erkundigte. Während ich meinen Cappu schlürfte, war da wieder dieses Hochgefühl, das ich nur beim Konsum von Süßkram verspüre. Und danach schalt ich mich heimlich selbst: Musste das wirklich sein? Hätte ich meinen Kaffee nicht auch wie immer trinken können? Jetzt stelle ich fest: Nein, hätte ich nicht. Sahne ist gut für mich. Wow, das muss ich erst mal sacken lassen. All die über Jahrzehnte angeeigneten Weisheiten geraten ins Wanken. Ich glaubte, dass Butter dick macht und man mit Eiern sparsam umgehen sollte. Man sollte ausreichend Energie speichern, um nicht kraftlos in der Ecke rumzuliegen. Besser, man isst sich an kohlenhydratreichen Beilagen satt als an Fleisch, war auch so ein

Irrglaube. All das erweist sich als nicht unbedingt richtig. Ich lerne immer noch dazu.

18

Eine Frauenzeitschrift möchte über mich berichten und bittet außerdem um ein Foto, das mich mit einer Riesenhose von früher zeigt. Kennt man ja: Frau steckt mit ganzem Körper in einem Hosenbein. Bloß kann ich so ein Dokument nicht liefern: Ich habe sämtliche zu groß gewordene Klamotten entsorgt. Niemand glaubt mir das, selbst mein Mann findet es seltsam, dass ich weder Jeans noch Nachthemd oder Jogginghose aufbewahrt habe, die meine Abnahme imposant unterstreichen könnten. Aber ich will das Zeug nicht mehr sehen; selbst eine Nummer größer, die ich kürzlich noch trug, wird von mir sofort auf eBay verhökert, verschenkt oder entsorgt. Ich will da nie wieder reinpassen und außerdem nie mehr die Möglichkeit haben, in die nächstmögliche Größe zu schlüpfen. Das versteht kaum jemand, aber die meisten Leute haben ja auch nicht jahrzehntelang eine sagenhafte Auswahl diverser Konfektionsgrößen in ihrem Schrank gehortet. Nein, das passiert mir nicht noch mal, ich blicke nicht gerne auf meine dicke Zeit zurück – auch wenn ich durch das Schreiben dieses Buches dazu gezwungen werde.

Meinen ersten Herbst, Winter und Frühling habe ich jetzt also erschlankt hinter mich gebracht. Das war teuer. Ich weiß, dass ich mich ständig wiederhole, aber ich denke dauernd an Klamotten. Irgendwas fehlt immer. Kaum nehme ich an, nun wirklich alles beisammenzuhaben, fehlt mir ein schwarzes Top. Oder eine Outdoorjacke für Matschwetter, ein weißer BH für die neue Bluse, ein warmer Schlafanzug und eine braune Hose, die zur Bluse passt. Die Liste wird immer länger, und je mehr ich abnehme, desto verzweifelter klingen die Hilferufe meines Mannes: „Aber du hast doch erst vor drei

Monaten neue Unterwäsche gekauft – passt die denn nicht mehr?" „Nein, Schatz, die ist zu groß geworden."

Warum bittet mich eigentlich niemand, Produkttester für Shapewear zu werden? Ich würde das wirklich schrecklich gerne machen, denn langsam gehen die ständigen Fehlkäufe ins Geld. Verdammt, bei mir funktioniert das mit der Zauberwäsche nicht. Wenn man den Klatschblättern Glauben schenken will, quetschen sich selbst die elfengleichsten Feenwesen in *Spanx* und andere Folterunterwäsche, nur um auch noch das letzte bisschen Hautrolle zu überlisten. Alle tragen hässliche Schlübber untendrunter, scheint es mir, sogar die sexy Stars stehen dazu. Ich habe sie auch immer wieder gehabt – von meiner Mutter habe ich einst gelernt, dass es sich hierbei um Miederware oder Miederhosen handelte. Die Bezeichnung hat sich geändert, aber die Hässlichkeit ist geblieben. Hier ein Schleifchen, da ein Bordürchen, doch schön geht dennoch anders. Was früher *hautfarben* war, schimpft sich heute *nude* oder *crème*, aber es sind und bleiben unförmige Oma-Teile, die alles andere als sexy aussehen.

Ehrlich gesagt, ist es mir meistens total egal, ob meine Unnerbüx sexy aussieht. Ich bin seit 20 Jahren verheiratet, und mir reißt niemand einfach so die Klamotten vom Leib. Als Kind der 70er-Jahre ist es mir zwar so eingebläut worden, dass man immer saubere Schlüpfer und Strümpfe anhaben sollte, falls man in einen Unfall gerät oder urplötzlich zum Arzt muss. Was sollen die Leute im Rettungswagen denken, wenn sie einen schwer verletzt nackig machen müssen und dabei ein Slip mit Löchern sichtbar wird? Nein, das geht nicht. Also hat sich diese Urangst in mir festgesetzt: Was sollen die Leute denken, wenn sie unter meinen neuerdings wieder engen Kleidern einen kackbraunen Liebestöter erspähen? Peinlicher geht es nicht. Besonders im Brustbereich spannt es bei mir gerne mal. Ich trage gerne Blusenkleider und befürchte regelmäßig, dass im Sitzen der zweite und dritte Knopf von oben aufspringt und mein BH zutage tritt. Es ist immer das Gleiche: Ich habe mich dazu durchgerungen, einen sehr gut sitzenden und somit hochpreisigen BH in Schwarz zu kaufen, um dann einige Wochen später festzustellen, dass ich ihn unbedingt noch in Nude für ein bestimmtes Oberteil benötige. Wenig später kommt garantiert noch eine weiße Bluse hinzu, sodass auch das weiße Modell benötigt wird. Des Weiteren wartet ein cremefarbener Body mit integrierter Bügel-BH-Funktion auf seinen Einsatz – doch leider stelle ich fest, dass der Knopf am schwarzen Hemdblusenkleid ganz schön eng ist und ich mir besser den Body in Schwarz hätte kaufen sollen. Dafür bin ich dann aber zu geizig und lande also doch wieder bei BH und Bauchwegunterhose. Sieht auch nicht schön aus. Aber reicht aus. Sollen sich doch die Promis in all die komischen Teile pressen, bei mir rollen sie ohnehin an den Beinen hoch, hinterlassen hässliche Abdrücke im Bauch- und Rückenbereich, sobald ich mich hinsetze. Und nachdem ich auf Toilette war, ist sowieso der gesamte Look dahin, und ich weiß nicht mehr, wie weit ich das Unterkleid hin- und herzerren soll, damit man nichts sieht. Man stelle sich nur vor, ich würde von einem Krankenwagen abgeholt werden.

Immerhin überwinde ich langsam, aber sicher meine Fotophobie. Wegen meines Jobs lässt es sich nicht vermeiden, dass ich immer öfter fotografiert werde, und ich bin froh darüber, dass mein zunehmender Bekanntheitsgrad parallel zur abnehmenden Körperfülle verläuft. Ich hätte es nicht verkraftet, wenn ich immer wieder aufs Neue mit unvorteilhaften Moppel-Aufnahmen konfrontiert worden wäre. Es gibt auch jetzt noch hässliche Bilder von mir, aber immerhin sehe ich auf diesen wie eine normale Frau aus. Der Unterschied zu früher ist, dass ich dieselbe Person auf den Fotos sehe wie diejenige, die sich einige Stunden zuvor vorm Spiegel für eine Lesung oder einen Messetermin angezogen hat. Als ich noch dick war, ruinierte jedes Foto mein zuvor mühsam zusammengeschustertes Selbstbewusstsein mit einem Schlag. Ich hatte mir extra neue Sachen gekauft, natürlich im Regelfall für ein Schweinegeld bei den üblichen Modemarken für Frauen mit „mehr Format“, um so vorteilhaft wie nur möglich rüberzukommen. Ich fühlte mich sogar ganz wohl in meinem Fummel. Doch dann sah ich Wochen später einen Schnappschuss und fiel fast in Ohnmacht. *So* dick war ich? Wie hatte ich mich nur annähernd attraktiv fühlen können? Ich sah schrecklich aus!

Ich erinnere mich an ein Osterfest im Garten meiner Schwiegereltern. Die Kinder waren noch klein, das Wetter war sommerlich, und ich trug einen langen türkisfarbenen Rock mit passendem Top. Die Klamotten hatten viel Geld gekostet und gefielen mir sehr. Diese Meinung revidierte ich, nachdem ich das von meinem Mann aufgenommene Familienvideo sah. Während die Kinder ihre Ostereier suchten, stapfte eine dicke Mutti im fürchterlichen Dress über den Rasen. Es *musste* an der Kleidung gelegen haben. Das konnte nicht ich gewesen sein. Ich habe die Sachen nie wieder angezogen.

Tatsächlich gehöre ich nicht zu den Leuten, die stolz ihre zu groß gewordenen Sachen präsentieren. Ich schäme mich entsetzlich – und das, obwohl ich so viel positives Feedback bekomme. Dieser Komplex muss sehr tief in mir verwurzelt sein, und ich befürchte, dass ich ihn niemals loswerde. Er hat aber auch sein Gutes, denn die Angst vorm erneuten Scheitern ist riesengroß. Ich will einfach nie mehr zu dick werden.

Es könnte der Eindruck entstehen, ich sei zu einer verbitterten Spaßbremse geworden. Wer mich persönlich kennt, weiß, dass genau das Gegenteil der Fall ist. All diese Unzulänglichkeiten spielen sich lediglich in meinem Kopf ab, und kaum jemand bekommt etwas davon mit. In erster Linie bin ich heilfroh, dass ich das Anstrengendste hinter mir habe, nämlich das Dick- und Kranksein sowie die Zeit der Abnahme. Diese Lebensphase betrug immerhin 20 Jahre. Da ich eher ein optimistischer als ein niedergeschlagener Mensch bin, hat wohl niemand vermutet, wie sehr mich mein Übergewicht im wahrsten Sinne des Wortes belastet hat. Es blitzte erst in den letzten Jahren manchmal durch, berichten mir enge Vertraute, als ich etwas stiller und gebremster wirkte. Das muss zu der Zeit gewesen sein, als ich kapitulierte und beschloss, endlich normal zu essen und meinen Körper zu akzeptieren. Ist mir offenbar nicht so gut gelungen. Heute ist das anders. Ich fühle mich frei und viel selbstbewusster als noch vor zwei Jahren. Stolz bin ich nicht darauf, dass ich eine andere Figur benötigte, um an Selbstsicherheit zu gewinnen, aber es ist die Wahrheit. Mein Verstand sagt mir, wie dumm solche Gedanken sind, doch mein Gefühl übertönt die Ratio.

Wegen des Wohlgefühls bin ich viel besser drauf und genieße nahezu täglich ganz bewusst mein neues Glück. Es wäre jedoch unehrlich, wenn ich nur davon berichten würde, wie perfekt jetzt alles ist. Zwar lohnt es sich meiner Meinung nach unbedingt, den Kampf gegen die Kilos aufzunehmen, aber jeder Jeck tickt anders, und was mich zufrieden macht, muss für andere noch lange nicht gelten. Eine eindeutige Übereinstimmung mit vielen Diätverbündeten sehe ich jedoch in der Rückfallquote. Fast jeder Mensch mit ernsthaften Gewichtsproblemen hat den Jo-Jo-Effekt schon erlebt, in den meisten Fällen mehrfach. Wenn die Sache mit den Diäten und der Ernährungsumstellung so einfach wäre, wie uns von allen Seiten suggeriert wird, würde niemand wieder zunehmen. Warum wohl sollte man sich die ganze Mühe antun, wenn man hinterher alles doppelt und dreifach wieder draufpackt? Das ergibt keinen Sinn.

Abzunehmen und das abgenommene Gewicht zu halten ist zwar euphorisierend und kann sehr stolz machen, aber vor allem ist es anstrengend und bedarf ständiger Motivation – von außen und besonders von innen. Darum möchte ich vom intensiven inneren Kampf berichten, denn der bleibt meistens gut verborgen. Erst als ich mir sicher war, dass dies die allerletzte Diät meines Lebens sein sollte, und auch mit den lästigen Begriffen *Diät* und *Ernährungsumstellung* Frieden schloss, gelang mir die Umkehr. Sich einzugestehen, dass man ein echtes Problem hat, ist nicht schön. Immer dann, wenn ich es verharmloste und ins Lächerliche zog, hatte ich erneut verloren und nahm wieder zu. Das musste ich ebenfalls zugeben: Kirsten, du bist eine Schokoladensüchtige. Und auch wenn das bis jetzt ganz witzig klang, ist es das nicht. Es ist ernst, und vielleicht gibt es da draußen noch viel mehr Menschen, die über alle Maßen nach bestimmten Lebensmitteln gieren und sich dafür schämen. Man kann das überwinden, ich sehe es ja an mir. Man darf mich nur nicht in eine Schokoladenmanufaktur einladen.

19

Das Schwerste von allem sei, dass ich nie wieder vernünftig frühstücken könne, schrieb ich im Schlank-Buch. Tatsächlich benötigte ich viele Monate, um mich damit abzufinden, dass meine heiß geliebten Brötchen und Croissants am Wochenende und das Toastbrot in der Woche nun Weizenteile aus meiner Vergangenheit sind. Auch in Zuschriften werde ich am häufigsten gefragt, ob ich immer noch die schreckliche Haferkleie zum Frühstück essen muss. Offenbar geht es also vielen Leuten genau wie mir: Sie quälen sich besonders am Morgen mit der neuen Lebensweise. Es fiel mir wirklich ganz besonders schwer, mit der brotlastigen Gewohnheit zu brechen, denn auch im Laufe des Tages aß ich schon immer sehr viel Brot; meistens mit Käse und Wurst, also richtig schön deftig. Mein Highlight war aber stets das ausgiebige Frühstück mit frischen Brötchen und Butter am Wochenende oder im Urlaub. Ich konnte mir nicht vorstellen, wie ich ohne diese Leckereien je zu einem tollen Frühstücksgefühl zurückfinden sollte, und kämpfte regelmäßig mit den Tränen, sobald derlei Situationen eintraten. Meistens musste ich den Frühstückstisch schnell verlassen, um nicht in Versuchung zu geraten.

Als ich genug abgenommen hatte und beschloss, das Brot trotzdem weiterhin vom Speiseplan zu streichen, tat ich das vorwiegend wegen der ausbleibenden Migräne. Ich glaube, dass mir Weizen besonders geschadet hat. Dennoch nahm ich mir vor, hin und wieder zu besonderen Anlässen ein halbes Brötchen zu genießen – genau wie ich es auch in seltenen Fällen mit ein paar Pommes oder M&Ms mache. Aber ich tat es nicht. Die Wochen verstrichen, ich hielt mein Gewicht, doch ich aß weiterhin brav meinen Haferkleietoast und im Restaurant Quark mit frischen Früchten. „Du darfst doch jetzt aber wieder Brötchen, oder?", erkundigten sich meine Freundinnen erstaunt, und ich nickte nur. Weil ich erkannte: Ich brauche das gar nicht mehr. Ich möchte viel lieber noch mehr Obst essen, vielleicht eine zweite Portion Rührei und Schinken, aber kein Brot. Nanu? Hat die Gehirnwäsche tatsächlich funktioniert? Bin ich jetzt eine von der Sorte Frau, die ich bisher in Film und Fernsehen stumm bewundert habe, wenn sie des Morgens vor heimeliger Kulisse genüsslich in ihrem Obstteller herumstocherten und vermutlich sehnsuchtsvoll dachten: *Ach, jetzt noch einen schönen Joghurt, das wär's!?* Ja, so eine bin ich jetzt. Wow, das finde ich großartig. So wollte ich immer sein, ehrlich. Ich gehörte nämlich bisher immer zur Kategorie *Und wann gibt es was Richtiges?* Jetzt eine waschechte Asketin zu sein, die aufs böse Weißmehl pfeift und sich stattdessen nach Vitaminen verzehrt, lässt mich mal ausnahmsweise ganz kurz mit ganz viel Liebe auf mich blicken. Und die Achtsamkeit und Selbstfürsorge nicht vergessen.

Tja, das ist die gute Botschaft. Man kann sich tatsächlich in seinen Grundfesten verändern. Es kommt sehr selten vor, dass ich mir ein Stückchen Brot genehmige – bisher maximal fünfmal. Das geschah nicht zum Frühstück, sondern in Form von Pizza- oder Baguettebrot zu irgendwelchen leckeren Abendessen. Doch auch dann: keine Geschmacksexplosion, sondern zufriedenes Zurücklehnen nach wenigen Bissen. Halleluja, dass ich das noch erleben darf. Die leckeren Abendessen sind insgesamt viel leichter zu bewältigen, als ich anfangs annahm. Es ist mir so in Fleisch (wie doppelsinnig!) und Blut übergegangen, die Kohlenhydrate zur Seite zu schieben, dass ich es kaum noch bemerke. Meine Gedanken wandern ohnehin schon wieder zum Dessert. Das ist dann mal wieder die schlechte Botschaft. Da hat sich nichts getan, rein gar nichts. Nach sieben Monaten kompletten Verzichts auf jegliche Süßspeisen genehmigte ich mir nur ausnahmsweise klitzekleine Belohnungen. Das halte ich bis heute so. Na ja, nicht ausnahmsweise, sondern mehrmals die Woche. Homöopathische Dosen im Vergleich zu früher. Und dennoch giere ich ständig danach. Ich habe es auch schon mit einer größeren Portion versucht, um mich einfach mal dran satt zu essen. Der Erfolg lag bei null. Weder war ich gesättigt, noch hatte ich genug davon. Ich wollte wie immer mehr, mehr, mehr.

Vielleicht sollte ich mich hypnotisieren lassen; bestimmt bedürfte es in einem schweren Fall wie dem hier vorliegenden mindestens fünfzig Sitzungen, um den Hebel zumindest etwas in Bewegung zu setzen. Ich gebe die Hoffnung wohl wirklich bald auf, denn so langsam weiß ich mir keinen Rat mehr, wie ich von dieser verdammten Sucht wegkommen könnte. Obst hilft auch nicht. Ich esse Obst inzwischen richtig gerne und regelmäßig, aber eine Banane ist nun mal kein Kinderriegel, da gibt es nichts schönzureden. Vermutlich liegt ein Gendefekt vor, denn auf meine Eltern kann ich die Schuld nicht schieben. Mein Bruder war nie so verrückt nach Schokolade wie ich, und ich haute ihn regelmäßig bei der Verteilung von Smarties übers Ohr, weil ich ihm Schokodrops in der Farbe versprach, von der es am wenigsten gab.

Getränke genieße ich heute bewusster als früher. Alkohol zum Beispiel, den ich als möglichen Migräneauslöser seit meinen Mittzwanzigern meistens vermieden habe und der mir allerdings auch nicht fehlte, trinke ich heute richtig gerne. Selten und nur in geselliger Runde, aber dafür äußerst entzückt. Da ich ohnehin nach kürzester Zeit einen sitzen habe, hält sich die Kalorienzufuhr in Grenzen. So eine radikale Veränderung der Ernährungsgewohnheiten kann also durchaus zu radikalen Veränderungen in den Vorlieben führen, aber alles wird dadurch trotzdem nicht besser. Vielmehr werden Schwachpunkte deutlicher sichtbar, denn wenn man sich intensiv mit jedem einzelnen Lebensmittel auseinandersetzt, das man zu sich nimmt, wird klar, worauf man gut verzichten kann und worauf nicht.

Mein Speiseplan ist etwas langweilig geworden, weil mir andauernd die Zeit davonrennt. Auch wenn ich in diesem Buch ständig von Essen rede, ist mir die Auswahl nicht mehr so wichtig wie früher. Ich bin ein bisschen faul geworden und habe derzeit keine Lust, wie zu meinen Dukan-Anfängen von früh bis spät in der Küche zu stehen. Immerhin habe ich auch noch den Rest der Familie zu versorgen, der sich normal ernährt. Und ich muss arbeiten, mich bewegen … all die Dinge eben. Da ist es für mich am einfachsten, wenn ich mir als Zwischenmahlzeit gekochte Eier und vorgebratene Putenfrikadellen zuführe. Bestimmt werden wieder andere Zeiten kommen, und dann koche und backe ich all die leckeren Low-Carb-Rezepte nach, die es so gibt, aber momentan greife ich fast immer auf meine Lieblingsgerichte zurück und probiere aus Zeitmangel seltener als in der Vergangenheit neue Dinge aus.

Wie viele Eier kann ein Mensch essen, ohne dass sie ihm zu den Ohren rauskommen? Ich habe keine Ahnung, aber ein Tag ohne Ei ist für mich nicht mehr vorstellbar. Ich liebe Eier. Spiegeleier, Rühreier, gekochte Eier, warme Eier, kalte Eier – ich glaub, ich brauch ein Huhn im Garten. Hätte ich nur früher gewusst, dass der Konsum von Eiern nicht für erhöhte Cholesterinwerte sorgt, dafür aber schlank macht. Stattdessen aß ich das klassische Sonntagsei und hielt mich ansonsten eher zurück. Heute esse ich dauernd Eier, und wenn das Eigelb nicht relativ viel Fett enthielte, würde ich noch viel mehr davon verdrücken. Fleisch und Fisch esse ich immer noch relativ wenig, zumindest für jemanden, der eine proteinreiche Kost bevorzugt. *Nice to meat*, das trifft auf mich nur bedingt zu. Geschmacklich ist das Fleischige bis heute nicht mein Favorit, und das Thema Massentierhaltung will ich nicht komplett verdrängen. So richtig glücklich macht mich dieser Teil der Diät jedenfalls nicht, wie man sieht. Allerdings zeigt die Waage wirklich deutlich, dass erhöhte Fleisch- und besonders Fischzufuhr zu schnelleren Erfolgen beim Abnehmen führt. Besonders wenn ich abends Lachs und Eiweiß verspeise – am liebsten in Form eines riesigen Spiegeleis – und auf Beilagen verzichte, werde ich am nächsten Morgen beim Blick auf den natürlichen Feind jeder Frau, der Bodenschlampe, mit 500 Gramm weniger belohnt.

Allerdings muss ich zugeben, dass ich diesen weisen Rat nur noch selten in die Tat umsetze, weil ich viel lieber Milchprodukte zu mir nehme. Noch lieber unter Hinzufügung von Haferkleie-Cerealien. Haferkleie ist einfach toll, denn sie ist leicht verdaulich, reguliert den Cholesterinhaushalt und hat ein enormes Quellvermögen. Man bleibt also lange satt und scheidet trotzdem regelmäßig aus. Außerdem schmeckt sie gut, auch wenn ich das anfangs nicht glauben wollte. Ich liebe Haferkleie und sage ihr eine große Zukunft voraus.

Natürlich esse ich viel Gemüse und wegen des Fruchtzuckers noch eingeschränkt Obst. Mein Körper will seine Kilos zurück, das bekomme ich bei jeder zusätzlichen Banane deutlich zu spüren. Das nervt, aber ich werde auch die Haltephase schaffen – wozu hätte ich mich sonst so abmühen sollen, wenn ich jetzt kampflos alles wieder hergebe? Einige Leute können nicht aufhören zu betonen, dass das Halten das eigentliche Problem sei. Ich kann dem nicht zustimmen. Ich finde es zwar auch schwierig, aber den Zeiger auf der Waage nach unten zu bewegen finde ich noch viel schwieriger. Jetzt ist es mehr ein Jonglierakt. Wie ein Akrobat sorge ich dafür, dass ich irgendwie die Balance zwischen Stillstand und Wohlgefühl hinbekomme, ohne komplett durchzudrehen.

20

Maßgebend ist das persönliche Wohlgefühl, das habe ich aus all meinen Diäterfahrungen gelernt. Mein persönliches Fazit der vergangenen anderthalb Jahre ist, dass ich die Ernährungsumstellung auf Low Carb genauso wieder machen würde und es für jeden Menschen einen Weg gibt, der nicht unbedingt populär, bequem oder vermeintlich gesund sein muss. Das größte Problem liegt in einem selbst, und richtig helfen kann einem niemand. Diesen Kampf führt man gegen sich. Wer übergewichtig ist und sich damit wohlfühlt, möge bitte so bleiben – ebenso gilt es auch andersherum. Ich fühlte mich dick nicht wohl, so ist das nun einmal. Da kann ich mir noch so oft vorbeten, dass meine Gedanken oberflächlich und dumm sind; Gefühle kann man nicht einfach verschwinden lassen.

Gerne würde ich behaupten, dass ich irgendetwas aus meiner dicken Zeit vermisse, aber da ist bis auf die genüssliche Nascherei vorm Fernseher einfach nichts. Es hat sich alles verbessert. Ich bin schmerzfrei und trage normale Klamotten. Ein kleiner Satz mit einer großen Bedeutung. Es sind die Kleinigkeiten, die mir immer wieder bewusst machen, unter welchem Stress auch meine Familie gestanden hat. Wenn mein Mann geräuschvoll mit dem Schürhaken im Kamin rumkratzt, ich daneben sitze und er sich darüber freut, dass ich nicht mehr *Bitte nicht so laut – mein Kopf* jammere. Die vielen Stunden, in denen die Kinder leise sein mussten, weil ich durch all die geschluckten Tabletten dauermüde war. Die schlechte Laune, die ich verbreitete, wenn wir zu einer Feier eingeladen waren und ich nicht wusste, was ich anziehen sollte.

Ich sitze sogar wieder anders, nämlich mit übereinandergeschlagenen Beinen. So habe ich früher auch auf Stühlen rumgesessen, aber irgendwann ging das nicht mehr, weil Bauch und Oberschenkel zu voluminös waren. In der Badewanne habe ich endlich wieder Platz. Zwar passte ich früher auch hinein, aber ich fühlte mich nicht wohl dabei; weder beim Einstieg noch während des Badens selbst, wo ich mir ständig selbst auf den Wanst schielte. Und beim Ausstieg kam ich mir vor wie meine eigene Großmutter. Ich war schwerfällig, träge und langsam in meinen Bewegungen. Heute bin ich leichtfüßiger, auch wenn ich die Begrifflichkeit nicht unbedingt spontan mit mir in Relation bringen würde. Dennoch, im Verhältnis zu vorher bin ich schneller und beweglicher geworden. Ob beim Treppensteigen oder Fahrradfahren, ich spüre den Unterschied bei den unterschiedlichsten Tätigkeiten.

Da ich seit meiner Jugend Knieprobleme habe und schon einige Male daran herumoperiert wurde, fühlte ich mich als dicker Mensch bei den anschließenden Physiotherapieterminen minderwertig und irgendwie selbst schuld an allem. Die Therapeuten können nichts dafür, dass man vor lauter Komplexen am liebsten unsichtbar wäre, sobald man eine Krankengymnastikpraxis betritt, aber es ist nun einmal so. In den nach Schulsport riechenden Räumen laufen durchtrainierte Gesundheitsfanatiker in Trainingshosen herum und scheuchen einen auf jene Geräte, von denen man sich bereits nach fünf Minuten Körperertüchtigung am liebsten nur noch beschämt abrollen würde. Immer ist da dieser stumme Vorwurf: *Schlanke haben Sportverletzungen, weil sie von Bewegung nicht genug bekommen können. Dicke hingegen haben Probleme mit den Knien, weil sie eben dick sind.* Da mag viel Einbildung dabei sein, aber man spürt die abschätzigen Blicke bereits beim Arzt oder im Krankenhaus direkt nach der Verletzung – und irgendwie weiß man, dass mitunter auch ein Fünkchen Wahrheit dabei ist. Etwas mehr Bewegung würde bestimmt nicht schaden.

Das alles fehlt mir so gar nicht. Es hat mich auch nicht weitergebracht oder mir in irgendeiner Form genützt, sondern war die reinste Zeit- und Energieverschwendung. Ich bewundere Menschen, die sich in jeder Lebenslage akzeptieren können, wie sie nun einmal sind; das konnte ich definitiv nicht. Dabei halte ich mich gar nicht für besonders eitel. Weil ich nie zu den schönsten, sportlichsten oder begehrtesten Mädchen gehörte, habe ich mir früh angewöhnt, meine Defizite durch eine besonders große Klappe auszugleichen und mich mehr als Kumpel denn als Weib zu zeigen. Das prägt. Was man nie erlebt hat, kann man schließlich auch nicht vermissen. Nur die Tatsache, dass ich beide Seiten zur Genüge kenne, ist ein Vorteil. Ich weiß sicher, wohin ich nie wieder zurückwill, und diese Gewissheit wird mir sicherlich dabei helfen, auch zukünftig an Ostern mehr Eier als Schokohasen zu verdrücken. Ich werde es schaffen.

Rezepte von Bettina Meiselbach

Autorin von *Happy Carb – Mein Low-Carb-Weg zum Glück*

***

Lachs-Blumisotto
(Fisch)

4 Portionen
1 großer Blumenkohl, grob geraspelt
1 Zwiebel, gehackt
150 g TK-Erbsen
200 g Frischkäse
50 g Sahne-Meerrettich (Sorte mit wenig Kohlenhydraten wählen)
1 TL Erythritol
400 g geräucherter Lachs, in Streifen geschnitten
Kokosöl, Salz und Pfeffer

In einem Topf das Kokosöl erhitzen und die Zwiebel glasig dünsten. Den geraspelten Blumenkohl und die TK-Erbsen hinzufügen und 8–10 Minuten bissfest braten. Immer wieder den Deckel des Topfs kurz schließen und dann wieder durchrühren.

Nun den Frischkäse und den Sahne-Meerettich unterrühren. Als Letztes die Räucherlachsstreifen unterheben und bei geschlossenem Deckel kurz ziehen lassen. Blumenkohl-Risotto vorsichtig durchrühren und mit etwas Salz und Pfeffer abschmecken.

Paprikaschnitzel mit Kohlrabipommes
(Fleisch)

2–3 Portionen
3 Putenschnitzel, mit Salz und Pfeffer gewürzt
2 Kohlrabi, wie Pommes geschnitten
3 rote Paprika, in Stücke geschnitten (2–3 cm groß)
1 rote Zwiebel, in Ringe geschnitten
1 Knoblauchzehe, gehackt
3 EL Ajvar, scharf (oder mild, wer nicht gerne pikant isst)
3 TL Frischkäse (ich nehme immer den 16%igen von Almette)
Rosenpaprika, Curry, Salz, Pfeffer und Olivenöl
Backofen auf 200 Grad Umluft vorheizen
Aus 1 EL Olivenöl, Rosenpaprika, etwas Curry, Salz und Pfeffer eine Marinade anrühren. Die Kohlrabipommes in eine Gefriertüte geben und die Marinade darüberkippen. Gut durchmischen, anschließend auf einem Backblech mit Backpapier verteilen und für 20 Minuten auf mittlerer Schiene in den Ofen. Nach den 20 Minuten den Grill zuschalten und das Blech weiter nach oben in den Backofen schieben. Jetzt noch mal 5 Minuten, bis die Kohlrabipommes Farbe bekommen haben.
Die Zwiebel und den Knoblauch in Olivenöl anschwitzen. Die Paprikastücke hinzugeben und gut anbraten. Hitze reduzieren und 3 gehäufte EL Ajvar und 3 TL Frischkäse unterrühren. Mit Salz und Pfeffer abschmecken.
Während die Paprika brät, parallel die Putenschnitzel in die Pfanne geben und durchbraten.
Schnitzel und Pommes auf dem Teller anrichten und Paprikagemüse darübergeben.

Indische Hack-Spinat-Suppe
(Fleisch, Suppe/Eintopf)

3–4 Portionen
500 g Rinderhackfleisch (alternativ Putenhack)
1 Zwiebel, gehackt
250 g TK-Blattspinat, aufgetaut und das Wasser ausgedrückt
1 rote Paprika, in mundgerechte Stücke geschnitten
1 Karotte, in Stücke geschnitten
400 g braune Champignons, geviertelt
1 Dose Kokosmilch (mindestens 80% Kokos, ohne künstliche Zusatzstoffe)
400 ml heißes Wasser
2 EL Currypaste Madras (ich verwende die von Asian Home Gourmet aus dem Asia-Laden) oder Currypulver
Kokosöl, Salz und Pfeffer, 1 TL Johannisbrotkernmehl
Kokosöl in einem Topf erwärmen und die Currypaste darin anschwitzen. Dann die Zwiebel und nach 1–2 Minuten das Hackfleisch hinzufügen und alles krümelig braten.
Das Gemüse (außer dem Spinat) hinzufügen und durchmischen. Nun die Kokosmilch und das Wasser dazugießen und 10 Minuten köcheln lassen. Zum Schluss den Spinat unterrühren.
Die Suppe aufhören lassen zu kochen und in einer Tasse das Johannisbrotkernmehl mit etwas Wasser mischen. Zügig in die warme Suppe rühren. Noch einmal kurz aufkochen lassen.

Vogelfutter-Brötchen
(Backen)

5 Brötchen
300 g griechischer Joghurt 10% (alternativ saure Sahne)
100 g Haferkleie (ich hatte die von Alnatura)
50 g Kokosmehl, gesiebt
2 Eier Größe L oder 3 Eier Größe M
1 EL + 1 TL Chia-Samen
1 EL + 1 TL Sesam
1 EL + 1 TL geschälte Hanfsamen
1 EL geschrotete Goldleinsamen
2 TL Backpulver
1 TL Salz
½ TL Guarkernmehl
Backofen auf 180 Grad vorheizen.
Die TL Samen in einem Schälchen mischen und aufheben.
Alle anderen Zutaten in eine Rührschüssel geben und mit einem Handmixer oder einer Küchenmaschine mischen. Den Teig einige Minuten quellen lassen. Ein Backblech mit Backpapier auslegen. Mit der Hand 5 Brötchen formen und auf dem Blech verteilen. Dann die Brötchen kreuzweise leicht einschneiden und mit den beiseitegestellten Samen bestreuen. 30–35 Minuten backen.
Im Kühlschrank aufbewahren und vor dem Verzehr auf beiden Seiten toasten. Die Brötchen können auch in größeren Mengen gemacht und eingefroren werden. Natürlich kann der Teig auch in eine Kastenform gegeben und als Brot ausgebacken werden. Die aromatischen Samen machen einen schönen Geschmack und sorgen für eine gute Nährstoffbilanz.

Triple-Chocolate-Cake mit Frosting
(Backen)

1 kleine Springform mit 18 cm Durchmesser
75 g weiche Butter
75 g Erythritol (ich verwende Xucker light)
1 TL Stevia (ich verwende die Streusüße mit Stevia von DM)
1 Prise Salz
2 Eier Größe L
150 g griechischer Joghurt 10%
50 g Mandelmehl, entölt
25 g Eiweißpulver Schokolade
75 geriebene blanchierte Mandeln
2 TL Backpulver
1 EL Kakaopulver, schwach entölt
50 g gehackte Schokolade mit 85% (ich habe die Moser-Roth von Aldi verwendet)
200 g Frischkäse, Rahmstufe mit möglichst geringem Salzgehalt
2–3 EL Sahne
2 TL Stevia, im Mörser zu Puderzucker gestampft (ich verwende die Streusüße mit Stevia von DM)
1 EL Kakaopulver, schwach entölt
50 g geschmolzene Schokolade mit 85% (ich habe die Moser-Roth von Aldi verwendet)
Backofen auf 180 Grad vorheizen.
Die trockenen Zutaten in einer Schüssel abwiegen und gut mischen. Alle nassen Zutaten in einer Rührschüssel mit Handmixer oder Küchenmaschine vermengen. Esslöffelweise die trockene Mischung unterrühren.
Die Springform fetten und auf den Boden zusätzlich kreisrund ausgeschnittenes Backpapier legen. Teig nun einfüllen und die Backform für 45 Minuten in den

Backofen stellen. Wenn der Kuchen zu dunkel wird, nach 30 Minuten mit etwas Alufolie schützen. Den Schokoladenkuchen gut auskühlen lassen.
Für das Frosting den Frischkäse mit der Sahne cremig rühren und mit dem gesiebten Kakao und dem Stevia-Puderzucker vermischen. Dann die im Wasserbad geschmolzene lauwarme Schokolade beifügen und schnell gut unterrühren. Den Deckel des Kuchens mit der Schokoladen-Frischkäse-Creme bestreichen und noch mit etwas Kakaopulver bestäuben.
Für eine große Backform die Zutaten verdoppeln.

Guten Appetit!

Liebe Leserinnen und Leser,

vielen Dank, dass Sie mein Buch gekauft und bis zum Ende gelesen haben. Oder machen Sie es wie ich und schielen bereits zu Beginn eines Romans gerne mal auf die letzte Seite? Das passiert mir regelmäßig bei spannenden Büchern – doch meine Diäterfahrung ist überhaupt nicht spannend, sondern handelt vom ganz normalen Leben einer Durchschnittsfrau.

Ich habe lange gebraucht, um mich zum Schreiben dieser Geschichte durchzuringen, denn viele Gedankengänge sind mir peinlich, und ich würde das Thema gerne endlich hinter mir lassen. Doch ich habe versprochen, dass ich auch über das *Leben danach* berichte und nicht nur die schönen Momente erwähne. Trotz der teils traurigen Passagen wünsche ich mir, dass ich den einen oder anderen dazu motivieren kann, den Kilo-Kampf aufzunehmen, und dass alle anderen sich einfach nur gut unterhalten fühlen. In erster Linie macht mir mein neues Leben nämlich riesigen Spaß. Die Mühe hat sich gelohnt.

Wenn Ihnen mein Buch gefallen hat, freue ich mich sehr über eine Rezension auf Amazon. Gerne können Sie mir für Lob, Kritik, Fragen und Anregungen auch schreiben; ich antworte garantiert per E-Mail oder auf Facebook.

Herzliche Grüße, Ihre
Kirsten Wendt

E-Mail: wendt.kirsten@t-online.de
Homepage: www.kirstenwendt.de
Blog: www.kicosbloghaus.com
Facebook: Kirsten Wendt

Ich kann auch schlank
Mein Dukan-Diät-Tagebuch
als Kindle E-Book

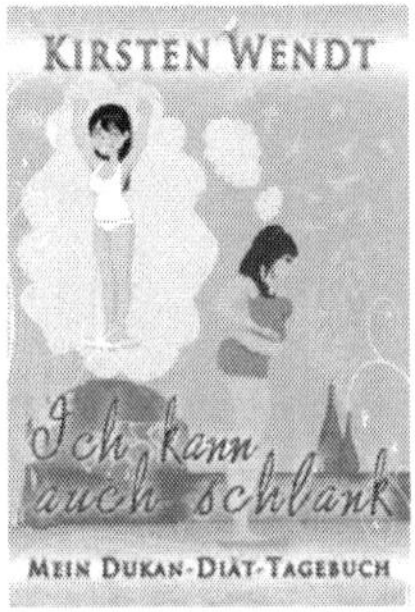

Leseprobe

Tag 145

Von meiner Schreibkrise ist glücklicherweise nichts mehr übrig. Ich arbeite wie eine Irre und habe mir das komplette Wochenende freigeschaufelt, um zwei Tage durchzuschreiben. Allerdings muss ich unbedingt mal wieder vernünftig essen. In den letzten ein, zwei Wochen hatte ich keine Lust auf umständliche Kocherei nur für mich. Darum gab es ständig das Gleiche: Krabben, Eier, Putenfrikadellen, Quark und Aufschnitt. Viel zu wenig Gemüse, viel zu wenig Rohkost. Das alles hängt mir zum Hals raus, und darum fahren mein Mann und ich mittags in ein Restaurant. Eine Bekannte von mir bedient uns und ist reichlich irritiert, als ich mein Hähnchenbrustfilet ohne Reis bestelle, dafür aber mit gedünstetem Gemüse ohne Soße. Den gemischten Salat möchte ich ebenfalls ohne alles haben.

Ich benehme mich wie Sally in „Harry und Sally". *Ich hätte gern den Chefsalat, aber Essig und Öl servieren Sie extra und den Applepie à la mode. Aber den Kuchen bitte heiß, wenn's geht. Wenn nicht, kein Eis, nur Schlagsahne, aber nur frische. Wenn sie aus der Dose kommt, gar nichts!*

Als ich mich das letzte Mal der Sally-Darstellerin Meg Ryan dermaßen nahe fühlte, saß ich als Teenager mit ihrem Foto in der Hand beim Friseur und wollte wie sie aussehen. Ging natürlich gründlich daneben. Auch heute komme ich meinem Idol nicht näher: Kuchen ist nicht.

Ich glaub, ich tu der Bedienung leid, aber darauf kann ich keine Rücksicht nehmen. *Bring das Futter her, ich schieb Kohldampf!*

Während wir so auf das Essen warten, bemerkt mein Mann, dass er die Rückenlehne meines Stuhles sehen kann. Das ging vor ein paar Monaten nicht. „Du bist so schmal geworden", sind seine Worte. Schmal.

Der Bergdoktor hat heute eine vermeintlich schizophrene Patientin zu verarzten. Sowohl ihr verzweifelter Verlobter als auch eine erfahrene Neurologin sind sich sicher, dass die junge Schönheit nicht mehr alle Latten am Zaun hat. Doch mein Held Doktor Martin Gruber weiß es mal wieder besser: Die arme Irre ist nämlich gar nicht irre, sondern hat in den vergangenen sechs Wochen zehn Kilo abgenommen, um sich in ein Brautkleid Größe 36 zu hungern. Mangelerscheinung, Magendurchbruch, die ganze Palette, und dann diese Stimmen … Ach, Doktor Gruber, Sie wissen, wie wir uns fühlen. Wir sind gar nicht verrückt!

Tag 146

Morgens um acht Uhr zwei Pfannen Putenfrikadellen zu brutzeln entbehrt nicht einer gewissen Komik. Weil mir mein Ehering viel zu weit geworden ist, mache ich kurzerhand ein Foto von dem Geschehen und poste es auf Facebook: Rutschender Ehering an Fleischpfanne. Natürlich nehme ich mich gerne auf die Schippe, das gehört zum Programm. Ich kann gut über mich selbst lachen und auch darüber, dass ich nun andauernd Fleisch esse – sonst würde ich solche Dinge ja nicht veröffentlichen. Wer ein bisschen bei mir mitliest oder mich schon länger kennt, weiß außerdem um meine zahlreichen erfolglosen Diätversuche.

Ich liebe Tiere und setze mich für ihren Schutz ein, habe bereits ein journalistisches Ressort zum Thema gefüllt und mir damit den Zorn so mancher Anti-Tierschützer eingehandelt. Massentierhaltung ist wahrhaftig nicht schön. Aber Krankheit und Übergewicht sind auch nicht schön. Was soll ich anstellen, wenn wirklich keine Diät, keine Ernährungsumstellung und noch nicht einmal Sport den gewünschten Erfolg bringen? Von mir aus bin ich jetzt ein schlechter Mensch, denn ich konsumiere etwa 250 Gramm Fleisch täglich. Ich kannte weder das verspeiste Rind noch die Pute persönlich und gehöre nicht zu den erstaunlich vielen Menschen, die nur beim Bauern ihres Vertrauens kaufen. Wo leben eigentlich all diese glücklichen Tiere und ihre Halter? Und wer kauft eigentlich das ganze Fleisch, die Eier und die Milch in den Supermärkten? Es ist ein Mysterium, das ich gar nicht erst zu klären versuche.

Jeder soll sich einfach an die eigene Nase fassen und ehrlich zu sich selbst sein. Es sind die wenigsten, die es in der heutigen Zeit schaffen, sich von früh bis spät mit dem Heranschaffen von frischen und gesunden Lebensmitteln zu beschäftigen. Diejenigen genießen wirklich meinen vollen Respekt. Ich finde es toll, wenn man seinen eigenen Garten beackert, Hühner, Schafe und Gänse versorgt, täglich fünf ausgewogene Mahlzeiten zubereitet, den Kindern bei den Hausaufgaben hilft, nebenbei eine eigene Arztpraxis führt und dann auch noch schlank ist! Leider bin ich ganz anders drauf. Ich kaufe im Super- und nicht auf dem Wochenmarkt ein, fahre ständig Auto und bestelle Socken bei Tchibo, statt sie selbst zu stricken.

Man fragt sich: Was geht in den Leuten vor, die unter ein humorvoll gepostetes Frikadellenfoto schreiben, dass sie sich konsequent pflanzlich ernähren? Obwohl sie inzwischen wissen, warum und womit ich meine Diät durchführe, fühlen sich einige Leute dazu berufen, auf das unverzichtbare Obst hinzuweisen und natürlich darauf, dass sie als Vegetarier oder gar Veganer viel gesünder und schlanker sind als alle anderen zusammen. Wie kann man nur so militant und nervig sein? Ich verstehe das nicht. Ich war krank, und jetzt bin ich gesund. Ich war dick, und bald bin ich normalgewichtig. Mehr gibt es dazu nicht zu sagen – wem es nicht gefällt, der soll sich einfach auf seinen Tofu konzentrieren.

Tag 147

Nichts Neues: Das Diätthema begegnet einem überall. Seit ich dieses Buch schreibe und dafür recherchiere, ist es noch viel schlimmer mit der Dauerbeschallung in Sachen Übergewicht. Gestern zum Beispiel haben mich gleich zwei Dinge schockiert. Zum einen wurde in der *Bild* über Susanne Fröhlich gelästert, die ihre superschlanke Yoga-Figur augenscheinlich wieder los ist. Hätte sie sich bloß besser kontrolliert, so wurde geunkt, dann wäre das nicht passiert. Zuvor hatte Susanne Fröhlich nämlich behauptet, dass sie ganz ohne Diät und Aufpassen quasi nebenbei abgenommen habe. Nun erntet sie also wieder einmal Hohn und Spott.

Mir wird ganz anders bei der Vorstellung, dass man über mich derartig herziehen könnte. Ich sehe mich schon in unvorteilhafter Pose und mit Doppelkinn hinter meinem Messestand stehen, von fiesen Paparazzi fotografiert. In der Hand halte ich stolz mein Buch, auf dem ich kackfrech behaupte, dass ich auch schlank kann. Dazu in dicken Lettern die Worte: *Frau Wendt, kaufen Sie sich einen Spiegel!* Oh-oh.

Abends quälte ich mich durch mehrere Stunden *Extrem schwer*. Gequält habe ich mich nicht deshalb, weil es so schlecht gemacht war, sondern weil ich mit dem jungen Mann litt, der innerhalb eines Jahres sagenhafte 101 Kilo abnahm. Hut ab vor dieser Leistung! Wie groß muss der Leidensdruck gewesen sein, sich derart zur Schau stellen zu lassen und nicht nur Lob und Bewunderung für die erbrachte Leistung zu ernten, sondern gewiss auch fiese Sticheleien?

Auf einmal stehen wir auf der anderen Seite, wir erfolgreich Erschlankten. Ich bekomme inzwischen so viel Bestätigung wie seit Jahren nicht mehr. „Du siehst toll aus!“ „Respekt, Kirsten, großartig!“ „Du hast dich ja halbiert!“ Wo ich auch hingehe, ständig treffe ich jetzt auf Leute, die mich mit Lob überschütten. Und dann fangen manche von ihnen an, über andere Dicke zu kichern. „Hast du schon Lisa Mustermann gesehen? Die hat vielleicht zugenommen! Heftig! Das hast du jetzt ja hinter dir!“ Dabei klopfen sie mir auf die Schulter, erwarten, dass ich mich mitfreue. Doch meine Freude wiegt nur wenig – ich bin immer noch die gleiche Person. Eine, die sich zwar äußerlich, aber nicht innerlich verändert hat. Im Herzen werde ich immer zu den Moppels gehören, das wird mir Tag für Tag klarer.

Tag 148

Pling! Es ist so weit, ich habe meinen Ehering beim Spazierengehen verloren. Gott sei Dank bemerke ich es sofort und fische den Ring aus dem Gras. Vorsichtshalber setze ich ihn mir anschließend auf den Mittelfinger, denn auf dem Ringfinger ergibt es einfach keinen Sinn mehr.

Seit Tagen nervt mich das Gerutsche schon. Heute fahre ich deshalb in die Stadt, um ihn enger machen zu lassen. Vor etwa 15 Jahren ließ ich den Ring weiten, denn zuvor hatte ich ihn bei einer Operationsvorbereitung nur unter größten Mühen vom Finger bekommen. Nun also alles retour. Beim ersten Juwelier erfahre ich, dass das nicht so einfach geht. „Das ist ein Tricolor-Ring der Firma Wempe. Es könnte passieren, dass wir die Innenringe aus Versehen zerstören, also sollten Sie den Ring besser einschicken."

Hm, ich bin ratlos – wer weiß, ob ich noch weiter abnehme. Mal den Gatten fragen. „Schatz, ich könnte ja auch einfach einen Vorsteckring kaufen, der den Ring am Rutschen hindert!" „Billiger Trick. Nichts da, der Ring wird verkleinert. Geh zum Nobel-Juwelier, der kann das bestimmt. Wenn es 100 Euro kostet, dann ist es eben so. Es handelt sich schließlich um das wichtigste Schmuckstück!"

Wie rührend, dass er sentimental wird. Mutig gehe ich zum ersten Juwelier am Platz und studiere die Auslagen. Ich erleide einen kurzen Herzstillstand, als ich sehe, dass eine traumhafte Swarovski-Kette mit einem Schild versehen ist, auf dem 85 steht. 85 Euro? Haben die Ausverkauf oder was? Daneben liegen weitere Stücke der Marke, allesamt mit verdächtig niedrigen Ziffern versehen. Ich bin so doof – das sind bloß die Kennziffern, damit man im Laden nach dem Preis von Nummer 85 fragen kann. Schade eigentlich.

Immerhin kann man mir hier meinen Ring verkleinern. „Sie haben sehr zierliche Finger!" Ja, ich weiß.

Das einzig Zierliche an mir waren schon immer die Hände. Von 54 auf 51 ist mein Ringfinger geschrumpft; das Ring-Stauchen wird etwa 35 Euro kosten und dauert ein paar Tage. Hatte mein Mann nicht etwas von 100 Euro gefaselt? Schönzurechnen erscheint mir gerade absolut angebracht.

Mein sehnsüchtiger Blick auf den derzeit so modernen Roségold-Schmuck entgeht der Dame des Hauses nicht. „Diese Kette würde sehr gut zu Ihrem Ehering passen, da ist auch Roségold drin!“ Sie hat ja so recht, aber ich bleibe standhaft. Man muss nur lange genug warten, dann wird alles wieder modern.

Das findet auch mein Mann, der mir zu Hause empfiehlt, auf dem nackten Ringfinger den Tricolor-Ring zu tragen, den er mir zur Geburt unseres ersten Kindes geschenkt hat. Der war mir doch schon damals fast zu eng, denke ich noch so, ich muss mal wühlen, wo der überhaupt ist ... Stecke ihn auf. Passt.

Ende der Leseprobe

Quellennachweis

Happy Carb – Mein Low-Carb-Weg zum Glück
www.happycarb.de

LCW-Shop.de Onlineshop für Low-Carb-Lebensmittel
www.lcw-shop.de

Wiebke Lorenz | www.wiebke-lorenz.de

Studie The Obesity Society, A. Hilbert, E. Braehler, W. Häuser, M. Zenger. Weight bias internalization, core self-evaluation, and health in overweight and obese persons. doi: 10.1002/oby.20561

Studie der Universität von Washington, Institute for Health Metrics and Evaluation (IHME), Veröffentlichung von The Lancet (NG et al., 2014)

Tagung der Lebensmittelchemischen Gesellschaft Freising; Ergebnis der Arbeitsgruppe von Prof. M. Pischetsrieder, Universität Erlangen-Nürnberg

Literaturnachweis

„Die Dukan-Diät: Das Schlankheitsgeheimnis der Franzosen“ von Pierre Dukan
Gräfe und Unzer Edition, Taschenbuch ISBN-13: 978-3833823718

„Ich kann auch schlank: Mein Dukan-Diät-Tagebuch“ von Kirsten Wendt
CreateSpace Independent Publishing, Taschenbuch ISBN-13: 978-1501092893

Fotos:
BM ARTWORK | www.bmartwork.de
Stefan Straßenburg | www.stefan-strassenburg.de
Maren Hustedt
Monika Stutzke | www.kleeblatts.blogspot.de

7083058R00114

Printed in Germany
by Amazon Distribution
GmbH, Leipzig